LEICHTER FASTEN MIT HEILPFLANZEN

Wohltuende und entgiftende Kräuter als Fastenbegleiter

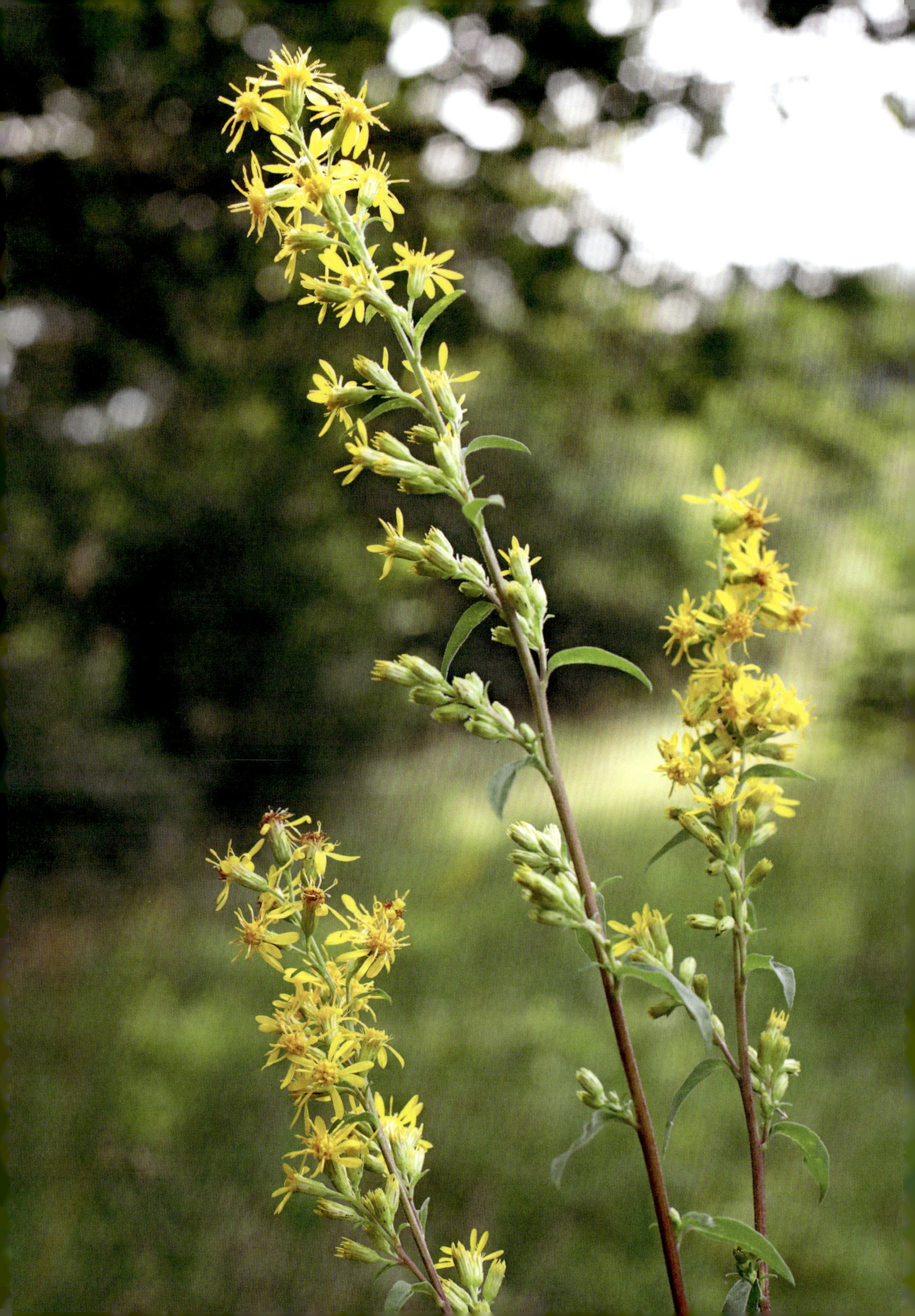

Inhalt

Mit Kräutern durch die Fastenzeit 4

FASTEN – DAS NATÜRLICHSTE DER WELT

Das biologische Programm des Fastens 8
Fasten in den Weltreligionen 10
Warum Heilfasten? 13
Beliebte Fastenmethoden genau beleuchtet 27
Tipps für erfolgreiches Fasten 34

UNTERSTÜTZUNG DURCH ANWENDUNGEN

Den Körper gezielt entlasten 42
Die Darmreinigung – unbelastet durch die Fastenzeit 43
Der Leberwickel – einfach und wirkungsvoll 51
Das Basenbad – Säurefluten über die Haut ausscheiden 53
Mundpflege 56
Die Nieren stärken – Trinken, das A und O beim Fasten 58

DIE TOP 15 DER FASTENKRÄUTER

15 wertvolle Fastenkräuter von Acker-Schachtelhalm bis Thymian 66

BESCHWERDEFREI DURCH DIE FASTENZEIT

Verdauungsbeschwerden 84
Kopfschmerzen 88
Hautunreinheiten 90
Sekrete lösen 93
Schlafstörungen 95
Kreislaufstörungen 100

FASTEN SCHRITT FÜR SCHRITT

Entlastungstage 104
Fastentage – trinken statt essen 111
Aufbautage 118

SERVICE

Zum Weiterlesen 124
Die Autorin 125
Schnell nachgeschlagen 126
Bildquellen 127
Impressum 128

Mit Kräutern durch die Fastenzeit

Eine Woche ohne feste Nahrung? Gleich vorweg für alle Kritiker: Sie wären verblüfft zu sehen, wozu der Körper in der Lage ist. Denn manchmal ist weniger mehr. Der freiwillige Nahrungsverzicht wirkt nicht nur verjüngend und regenerierend. Eine Fastenkur ist auch der Auftakt zu einem gesünderen und bewussteren Leben. Das Aussteigen aus dem täglichen Hamsterrad macht den Kopf frei, reduziert den Stress, und man hat Zeit, sich auf das Wesentliche zu besinnen. Auf der körperlichen Ebene werden Schmerzen und Entzündungen gelindert, Wasseransammlungen ausgeschwemmt, Blutzucker und Blutdruck stabilisieren sich wie auch das Gewicht. Dieser Ratgeber richtet sich an Fastenerfahrene und Beginner. Egal, ob Sie sich für Heilfasten nach der Buchinger-Methode, Saftfasten, Fasten nach Hildegard von Bingen, die F.-X.-Mayr-Kur oder einfach nur für einen Fastentag in der Woche entschieden haben: Sie sollten auf die reinigende und entgiftende Kraft heimischer Kräuter bauen. Diese können das Fastenprogramm sinnvoll ergänzen und bereichern. Würzige Kräutertees aktivieren die Entgiftungsorgane und unterstützen den Körper beim Ausleiten der Abfall- und Giftstoffe über die Nieren, die Leber, den Darm und die Haut. Ein wärmender Kräuterwickel mit Schafgarbe unterstützt die Leberfunktion, und nicht zuletzt kann die Auszeit auch für erholsame Spaziergänge oder Kräuterwanderungen genutzt werden. Die grünen Schätze wachsen meist in der Nähe Ihrer Haustüre, und aus ihnen lassen sich einfache und unkomplizierte Fastenrezepte herstellen.

Ich wünsche Ihnen, liebe Leser und Leserinnen, viel Erfolg bei Ihrem Wunsch nach natürlichen Heilweisen und möchte Sie mit diesem Buch dabei unterstützen, Pflanzen zu Ihren ständigen Begleitern werden zu lassen.

Herzlichst, Ihre

Claudia Ritter

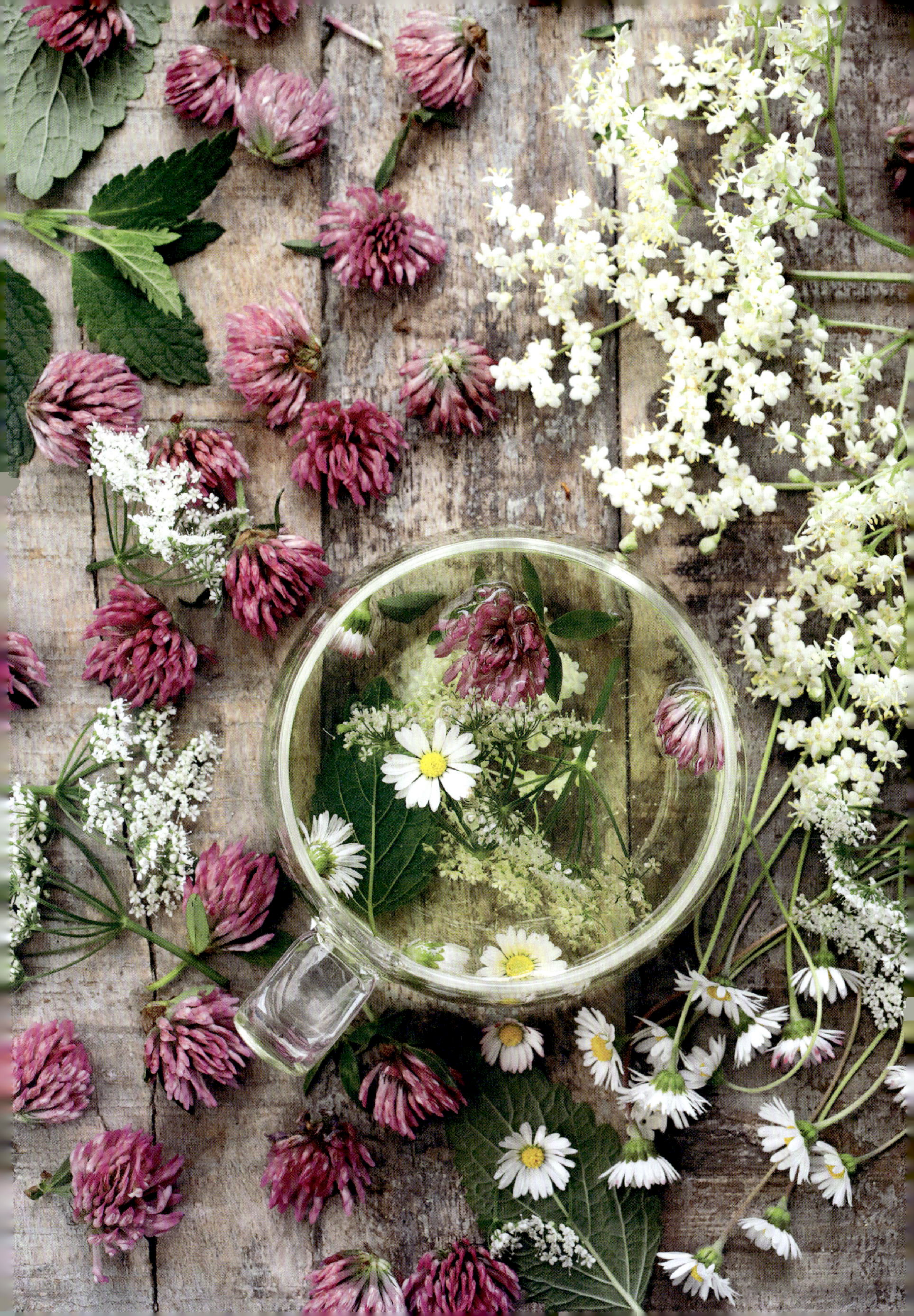

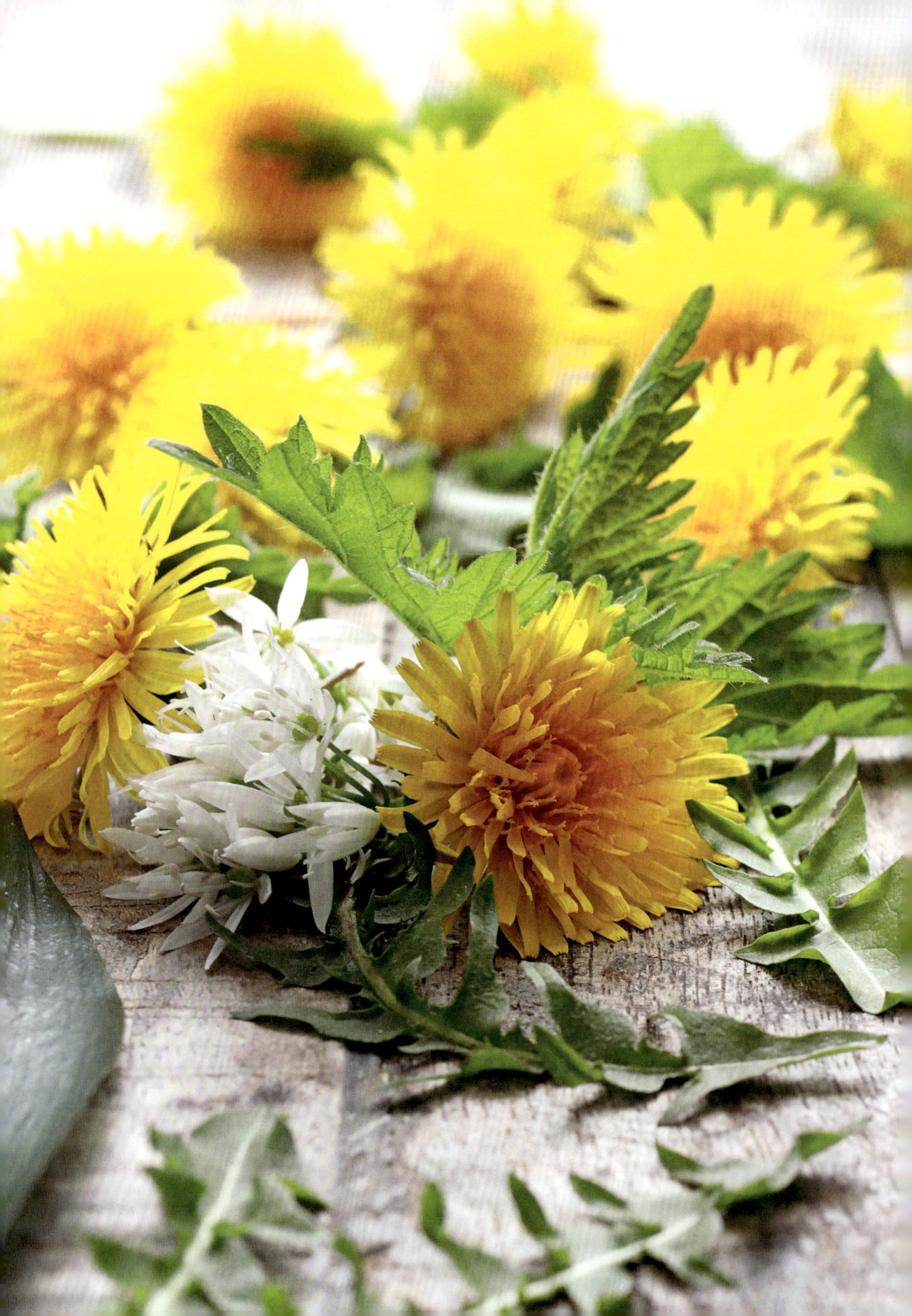

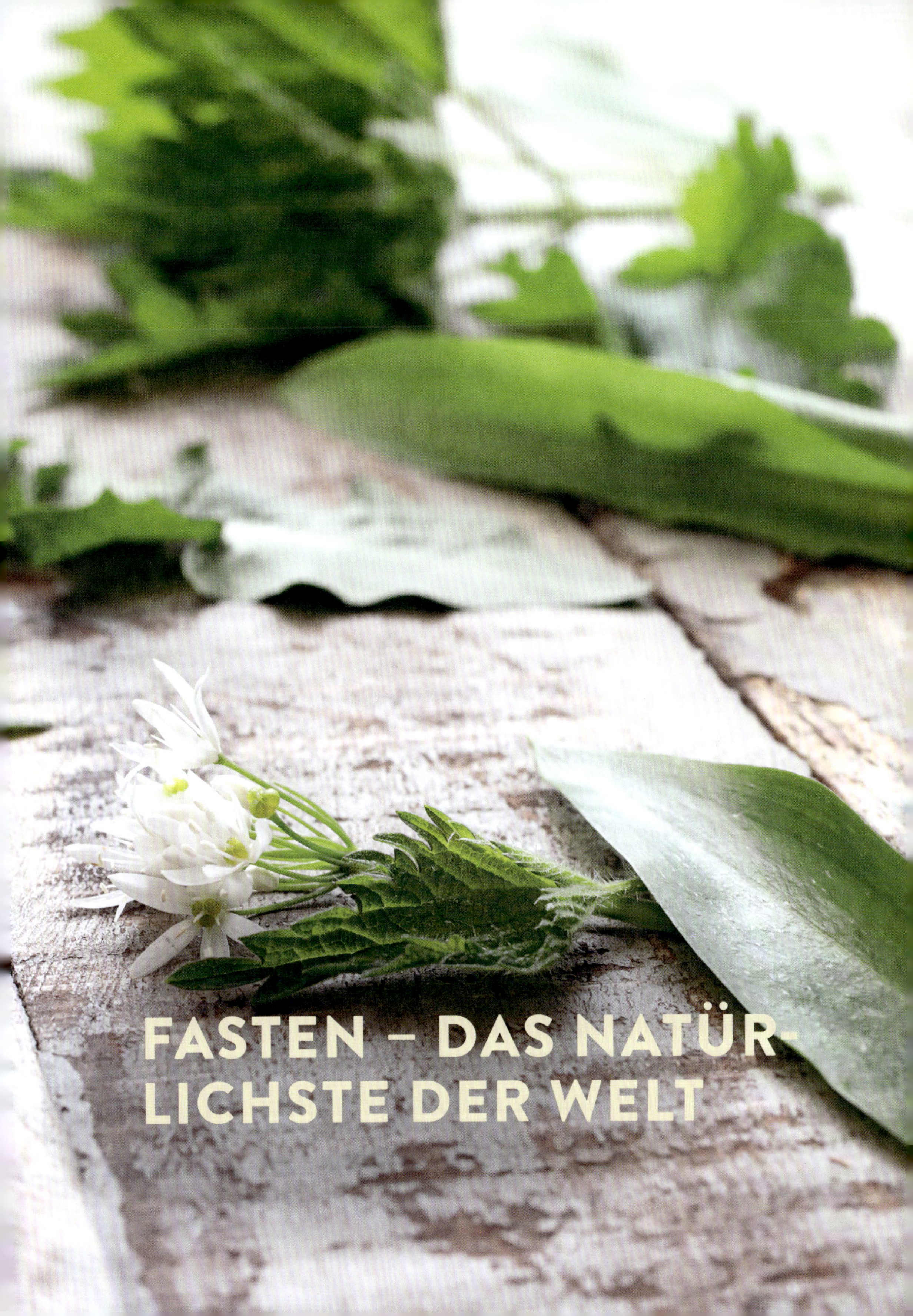

FASTEN – DAS NATÜRLICHSTE DER WELT

Das biologische Programm des Fastens

Zeiten des Fastens finden sich überall in der Natur. So durchläuft jeder Laubbaum, der im Herbst seine Blätter abwirft, und auch manches Wildtier eine Phase, in der keine oder nur ganz wenig Nahrung aufgenommen wird. Tiere fasten in allen Variationen: etwa während des Winterschlafs. Zugvögel fliegen über lange Strecken ohne Nahrung, und Pinguine in der Antarktis gelten als die „Profi-Faster" schlechthin. Sie können bis zu 4 Monate pro Jahr bei Außentemperaturen bis minus 55 °C

Natürlich. Die Schönheit im Verzicht erkennen.

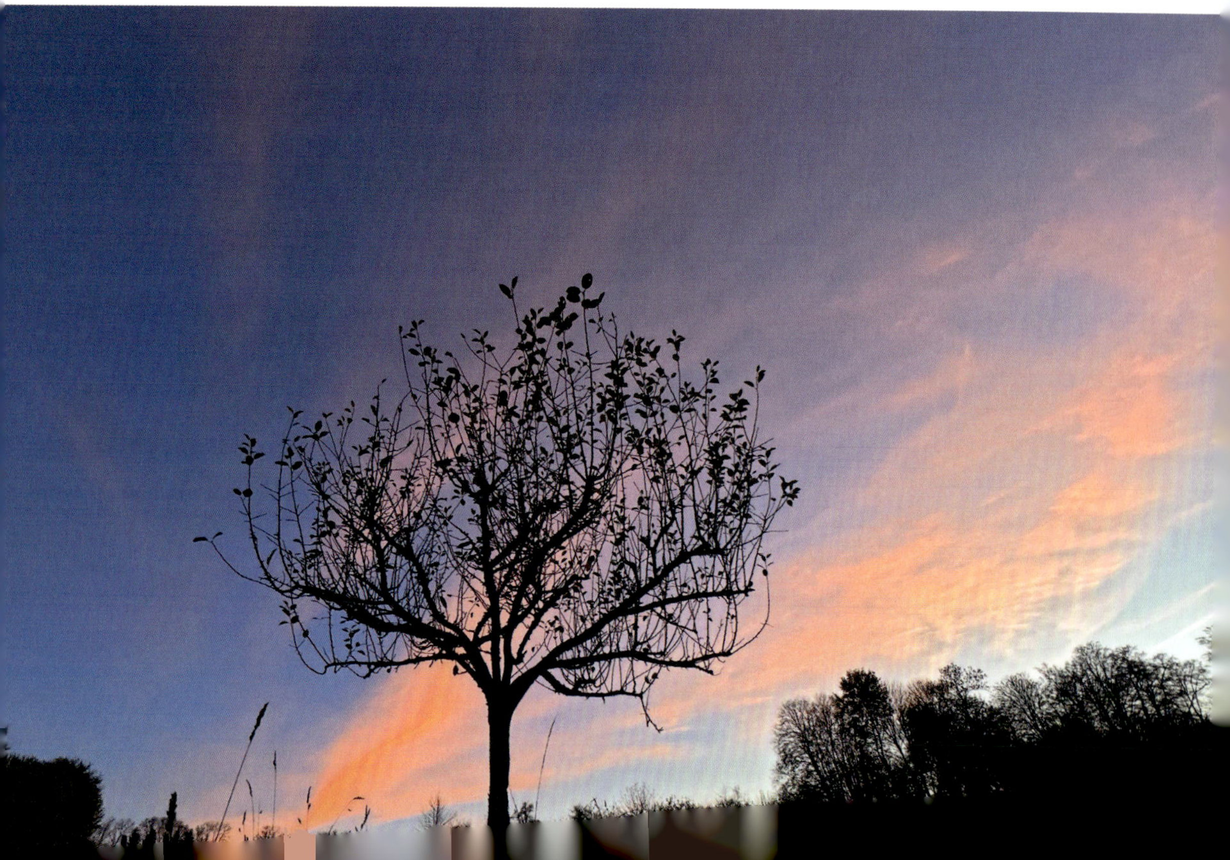

fasten, währenddessen sogar mausern, ihre Eier ablegen und diese ausbrüten. Fasten ist also das Natürlichste der Welt.
Das biologische Programm des Fastens wohnt auch uns Menschen inne. Die Evolution des Menschen liefert viele Argumente für ein periodisches Fasten. Für unsere Vorfahren war es völlig normal, immer mal wieder auf Nahrung zu verzichten. Sie haben nicht nur Klimawandel, Dürren, Ernteausfälle und Eiszeiten überstanden, sondern waren in Kriegszeiten auch langen Hungersnöten ausgesetzt. War die Jagd erfolglos oder die gesammelte Pflanzennahrung wurde knapp, dann musste man eben durchhalten. Die Energiebereitstellung aus körpereigenen Depots ist demnach ein ganz natürlicher und physiologischer Prozess, dem wir unser Überleben über Generationen und im Wandel der Zeiten verdanken. Zudem ist Fasten eine natürliche Reaktion bei vielen Erkrankungen. Fasten gehört also zur Natur wie das Essen, und Nahrungsknappheit wechselt mit Zeiten der Fülle.
Fasten ist jedoch viel mehr als nicht essen, vielmehr eine Grenzerfahrung. Der freiwillige Verzicht auf Nahrung ist in der Geschichte schon lange bekannt. Das Fasten gehört also zu den alten Geheimnissen der Menschheit. Angesichts der vielen positiven körperlichen, geistigen und seelischen Wirkungen wurde freiwilliges Fasten seit alters her ritualisiert und ist in allen Kulturen, Weltreligionen und auch bei den Naturvölkern verbreitet. Jäger in den Naturvölkern fasteten vor den Jagdzeiten, Medizinmänner und Schamanen zelebrierten Fastenzeiten, Mönche und Nonnen entsagten der Nahrung. Erste schriftliche Aufzeichnungen zum Fasten als Gesundheitsvorsorge und zur inneren Einkehr finden sich im Kräuterbuch des chinesischen Kaisers Shen Nung (um 3000 v. Chr.). Die alten Griechen und Ägypter fasteten oder verzichteten auf bestimmte Nahrungsmittel, um die Sinne zu schärfen – und der Gesundheit zuliebe. Insbesondere die antiken Philosophen Sokrates und Platon und deren Anhänger übten einen asketischen, geistig disziplinierten Lebensstil. Hippokrates von Kos (um 460 – um 370 v. Chr.) – Begründer der wissenschaftlichen Medizin – wird folgender Satz zugeschrieben: „Wer stark, gesund und jung bleiben will, sei mäßig, übe den Körper, atme reine Luft und heile sein Weh eher durch Fasten als durch Medikamente." Er gründete die sehr bedeutende Medizinschule von Kos, in der die Theorie der verdorbenen Körpersäfte weiterentwickelt wurde. Durch Fasten sollen diese überflüssigen, verdorbenen Körpersäfte beseitigt werden. Diese Sicht ist insofern mit der heutigen vergleichbar, als dass man auch aktuell davon ausgeht, dass durch Fasten abgelagerte Schad- und Giftstoffe ausgeschwemmt werden.

UNTERSCHIED FASTEN UND DIÄT

Fälschlicherweise wird Fasten manchmal mit einer Diät verglichen. Eine Fastenkur dient in erster Linie der Reinigung, Ausscheidung und Regeneration. Das ist der wesentliche Unterschied zu einer Diät. Bei einer Diät wird mit dem Nahrungsverzicht eine Abnahme des Körpergewichts angestrebt oder es werden potenziell unverträgliche Nahrungsmittel gemieden. Im Zuge des Fastens werden verstärkt unnötige Reserven und aufgestaute Stoffwechselprodukte abgebaut und der Körper stellt schnell auf Fettverbrennung um.

Fasten in den Weltreligionen

Der Begriff Fasten entstammt dem Althochdeutschen, „*fastēn*“ steht ursprünglich für „an den Geboten der Enthaltsamkeit festhalten“. Fasten hatte schon immer auch eine enorme religiöse Bedeutung, ist aber keine Erfindung „weltfremder“ Mönche oder Nonnen. So gut wie alle großen Religionsstifter machten eine Phase des Nahrungsverzichts durch. Bei den Religionen spielt Fasten aber eher eine Rolle im Sinne der Askese (abgeleitet von griech. „*askein*“ = üben), der Enthaltung, einer Annäherung an das Selbst und als ein spirituelles Erlebnis. Moses fastete 40 Tage, als er auf dem Berg Sinai das Wort Gottes und die zehn Gebote empfing. Jesus wanderte 40 Tage und Nächte durch die Wüste und fastete, um zu sich selbst und Gott zu finden. Als Form der seelischen Reinigung und geistigen Übung wurde das Fasten jahrhundertelang von Kirchen, besonders in den Klöstern, gepflegt. Viele Menschen gingen zum Beispiel in Klöster, um freiwillig asketisch zu leben. Sie versprachen sich davon eine intensivere spirituelle Erfahrung und eine besondere Stellung bei Gott. Fasten ist in vielen Religionen ein zentrales Element. Die Motive sind meist ähnlich: Von Gewohntem loslassen. Frei werden. Zu sich und zu Gott kommen.

CHRISTENTUM Bei den Christen zieht sich die traditionelle Fastenzeit von Aschermittwoch bis Ostern. Die vorösterliche Fasten- oder Passionszeit dauert 40 Tage. Warum 40 Tage? Jesus selbst fastete nach seiner Taufe 40 Tage in der Wüste, bevor er sich aufmachte, in Galiläa und später in Jerusalem das Evangelium Gottes zu verkünden. In der Zeit bis Ostern soll sich der Mensch durch Enthaltsamkeit neu besinnen, Buße tun und die Nähe zu Gott suchen. Heutzutage versuchen viele Gläubige den Alkohol-, Tabak- oder Fleischkonsum – neuerdings auch die digitalen Medien – zu reduzieren beziehungsweise ganz aufzugeben.
Die kleine Fastenzeit der Christen ist der Advent. Sie wurde aber nie streng eingehalten. Die Adventszeit dient als Vorbereitung auf das Weihnachtsfest und spielt heute als Fastenzeit in der Bevölkerung kaum eine Rolle mehr. Ursprünglich wurde im Christentum auch an zwei festen Wochentagen gefastet: Mittwochs wurde gefastet, weil Judas an diesem Tag Jesus verraten haben soll, und das Freitagsfasten erinnerte an Jesu Kreuzigung. Auch diese Tradition ging weitgehend verloren. Den Brauch, freitags kein Fleisch zu essen, gibt es aber immer noch.

ISLAM Hier ist Fasten ein göttliches Gebot, eine der fünf Säulen dieser Religion. Mohammed hat sich vor seiner Berufung zum Propheten zum Fasten und zur Meditation in die Wüste zurückgezogen. Nach muslimischem Glauben wurde im Ramadan (von arab. *ramaḍān* = „heißer Monat“) der Koran herabgesandt. Seitdem würdigen Muslime mit dem Fastenmonat diese Offenbarung. Der Fastenmonat Ramadan dauert einen Monat lang, jeweils von Sonnenauf- bis Sonnenuntergang. Die gläubigen Moslems verzichten auf Essen, Trinken, Rauchen und sexuelle Kontakte. Wegen des islamischen Mondkalenders ist der Ramadan jedes Jahr etwa 10–12 Tage früher als

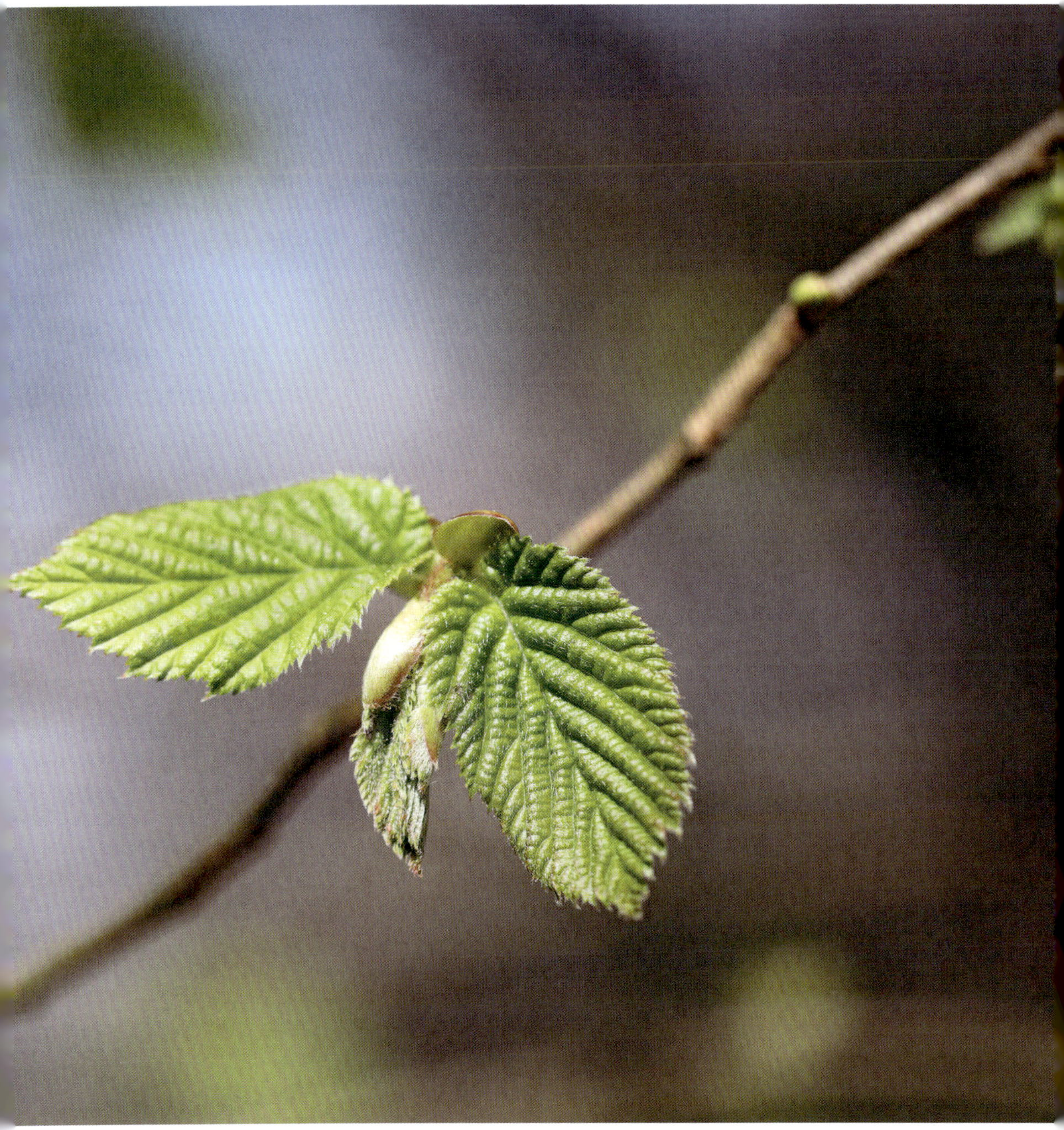

Der Entbehrung folgt der Neuanfang. Körper und Geist sind leicht, gereinigt und gestärkt.

DIE SEELISCH-GEISTIGE DIMENSION

„Das Fasten ist die Speise der Seele. Wie die körperliche Speise stärkt, so macht das Fasten die Seele kräftiger und verschafft ihr bewegliche Flügel, hebt sie empor und lässt sie über himmlische Dinge nachdenken."

Johannes von Antiochia (um 345–407),
Erzbischof von Konstantinopel,
christlicher Prediger

Als Johannes von Antiochia diese Zeilen schrieb, war das Mittelalter noch nicht angebrochen, und seitdem sind rund 1600 Jahre vergangen. Doch der freiwillige Verzicht scheint in der Überflussgesellschaft von heute an Faszination zu gewinnen. Denn durch das Fasten entstehen verblüffende Ergebnisse auf mehreren Ebenen. Der Mensch ist im ganzheitlichen Sinn eine Einheit aus Körper, Geist und Seele. Neben den körperlich-grobstofflichen Wirkungen hat das Fasten gerade im seelisch-geistigen, feinstofflichen Bereich seine eigentlichen Wurzeln und seine hilfreichen Wirkungen. Längst hat man in den Religionen erkannt, dass man sich durch Fasten spirituell verändert, einen weiteren Blick gewinnt, sensibler wird oder auf andere Ideen kommt. Während des Fastens entsteht eine geistige Klarheit. Ganz allgemein lässt sich sagen, dass wir für die Zeit des Fastens die Kontrolle über unser Verlangen zurückerobern und zudem Resultate spüren: gesteigertes Wohlbefinden, Gewichtsreduktion oder einfach gewonnene Zeit. Innehalten, um dann frisch und gestärkt wieder in den Alltag zu starten.

das Jahr zuvor und dauert 29 beziehungsweise 30 Tage. Das Fastenbrechen wird gefeiert und auch als „kleines Fest" oder Zuckerfest bezeichnet.

JUDENTUM Anders als im Islam und Christentum gibt es im Judentum keine lange Fastenzeit. Gefastet wird an einzelnen Tagen, die eng mit der Geschichte des Volkes Israel verbunden sind. Einer der höchsten Feiertage ist Jom Kippur – der Tag der Versöhnung, der auf das Alte Testament zurückgeht. Die Juden fasten 25 Std am Stück und verzichten vom Sonnenuntergang an bis zum nächsten Abend auf feste und flüssige Nahrung, man wäscht sich nicht und ist sexuell enthaltsam. Über das Jahr verteilt gibt es mehrere weitere Fastentage: vor Purim, vor Pessach und Tischa beAv. Die gläubige jüdische Gemeinschaft fastet je nach Anlass unterschiedlich lang – auch um die eigenen Sünden zu sühnen oder wenn ein geliebter Mensch im Sterben liegt. Es geht vor allem darum, sich auf Gott zu konzentrieren.

BUDDHISMUS UND HINDUISMUS
Es existieren keine festgeschriebenen Fastenregeln und Fastentage. Buddha lehrte den Weg der Mitte; Selbstkasteiung lehnte er ab, und somit ist Fasten eine individuelle Angelegenheit. Oft wird vor großen Festen gefastet. Laut buddhistischer und hinduistischer Überzeugung erleichtern Meditation und weniger essen den Weg zum inneren Frieden, der Erleuchtung und Reinigung des Geistes. Gurus und Mönche leben allerdings einige Wochen im Jahr in Askese und verzichten auf alles, was sie nicht unbedingt zum Überleben brauchen.

Warum Heilfasten?

Aus Fasten wurde Heilfasten, das in erster Linie der Gesundheit zuliebe durchgeführt wird. Heilfasten hat noch keine so lange Tradition. Im deutschsprachigen Raum ist es erst seit Anfang des 20. Jahrhunderts bekannt. Als Pionier des Heilfastens gilt der deutsche Arzt Otto Buchinger (siehe auch Seite 29).

Für das zeitgenössische Fasten gibt es unterschiedlichste Motivationen. Neben der klassisch-religiösen Fastenmotivation stehen heute gesundheitsorientierte Gründe im Vordergrund. Annähernd neun von zehn Befragten wünschen sich eine Verbesserung des körperlichen Wohlbefindens, mehr Energie und etwas Gewichtsabnahme, gefolgt von seelischem Wohlbefinden. Seltener werden Aspekte wie Konsumkritik oder Umwelt- und Naturschutz als Fastenmotivation angegeben.

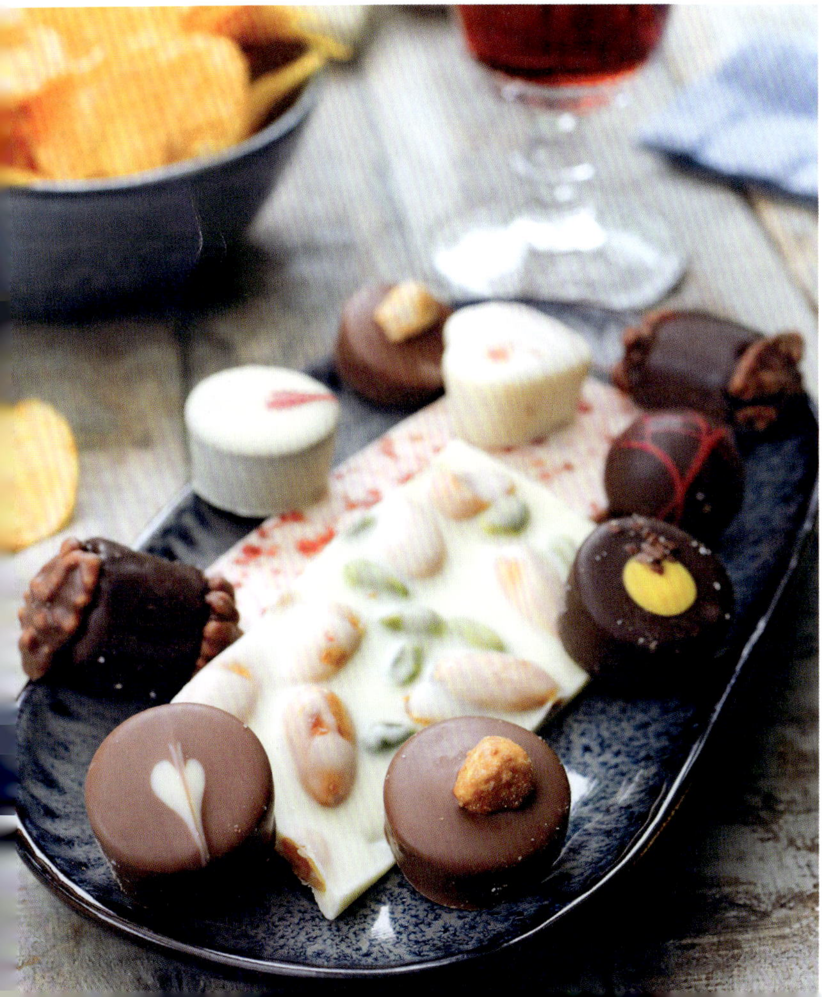

Warum fasten? Gewicht zu verlieren ist ein häufig genannter Grund.

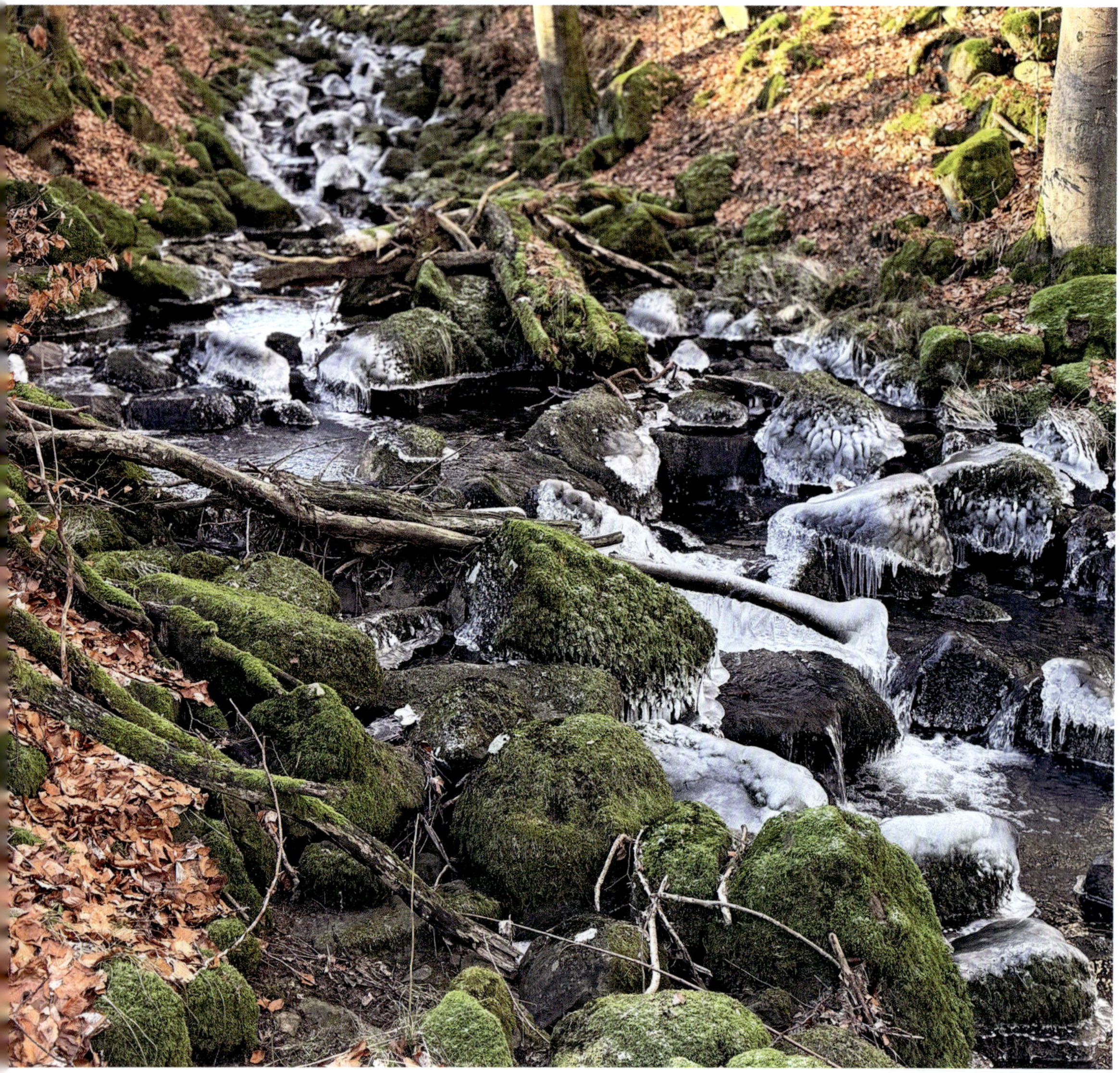

Wie Ablagerungen oder Vereisungen in einem Bach den Lauf des Wassers behindern, stört „Schlacke" den reibungslosen Stoffwechsel im Körper.

Bei nur jedem sechsten Befragten werden heute religiöse Gründe geäußert, meist verstanden als Möglichkeit, den eigenen Glauben zu stärken. Häufig soll durch das Fasten auch eine Änderung des Lebensstiles mit ausreichender körperlicher Aktivität und einer Umstellung der Ernährung (kalo-

rienreduziert, vollwertig, ballaststoffreich oder vegetarisch) eingeleitet werden.
Beim Heilfasten wird bei einer schon bestehenden Grunderkrankung oder aus Gründen der Gesundheitsvorsorge gefastet. Nicht bei allen Erkrankungen ist das Heilfasten sinnvoll (siehe auch Seite 26, Wer sollte nicht fasten). Angeboten wird diese Fastenform von Ernährungsberatern, Heilpraktikern und Ärzten. Fastenärzte in Fastenkliniken sorgen dafür, dass es dem Körper trotz schwerer Vorerkrankung und Fastenkur gut geht. Zur Prävention und bei leichten Beschwerden kann jedoch gut in Eigenregie gefastet werden.

GEWINN DURCH VERZICHT: DIE HEILKRAFT DES HEILFASTENS

PROPHYLAXE GEGEN ZIVILISATIONSKRANKHEITEN Regelmäßiges Fasten ist eine gute Prophylaxe, um Erkrankungen des Alterns entgegenzuwirken und so gut wie allen Erkrankungen, die durch Fehlernährung mitbedingt sind – die Rede ist von Zivilisationskrankheiten. Obwohl Zivilisationskrankheiten schon sehr lange existieren, herrscht in Fachkreisen stets Uneinigkeit darüber, welche Krankheiten den Zivilisationskrankheiten zuzurechnen sind und welche nicht. Nach aktueller Auffassung sind dies typische Beispiele: Übergewicht, Bluthochdruck, degenerative Herz-Kreislauf-Erkrankungen wie hoher Cholesterinspiegel und Durchblutungsstörungen, Diabetes mellitus Typ 2, Fettleber, Gicht, rheumatische Erkrankungen, Nahrungsmittelunverträglichkeiten, Allergien, Demenz, bestimmte Hauterkrankungen wie Neurodermitis oder Akne und auch Darmerkrankungen wie die Divertikulose.
Die Vorsorge, nicht krank zu werden, hat einen hohen Stellenwert; eine Prophylaxe dient der Vermeidung von Krankheiten. Dieser Begriff darf nicht mit Vorsorge(untersuchungen) oder Früherkennung verwechselt werden, bei denen nach Krankheiten im Frühstadium gefahndet wird. Bereits Kurzzeitfasten mit 14–16 Std Nahrungskarenz ist der Gesundheit sehr förderlich. Diese Erkenntnis stammt aus Tierversuchen und Untersuchungen mit gesunden Probanden.

SELBSTREINIGUNG KOMMT IN GANG
Ein Angriffspunkt der Schulmedizin zum Thema Fasten ist der Begriff „Schlacken“. Natürlich gibt es keine Schlacken im Körper, sondern Stoffwechselendprodukte, welche an unterschiedlichen Stellen abgelagert werden. Der Begriff „Schlacken“ ist also ein umgangssprachlicher Ausdruck, um den medizinischen Laien komplexe biochemische Vorgänge anschaulich und erklärbar zu machen. Beispiele für solche Stoffwechselendprodukte sind Ammoniak oder Harnsäure aus dem Eiweißstoffwechsel, Gärungs- und Fäulnisprodukte im Darm, Schwermetalle, Stoffwechselzwischenprodukte aus Medikamenten oder Umweltgifte wie Zigarettenrauch. Auch ist jede Form von Arteriosklerose, Gallen- oder Nierensteinen, Ablagerungen im Bindegewebe und selbst Zahnstein eine Form von „Schlacke“, die dort nicht hingehört. Der vielfach geäußerte Wunsch, den Körper einfach zu „entschlacken“, kann mit Fasten also durchaus erreicht werden.
Dadurch, dass im Stoffwechsel der Pausenknopf gedrückt wird, kommt im Körper ein Prozess der Selbstreinigung in Gang. Nach etwa 14–16 Std beginnt der Körper angeschlagene Zellen zu recyceln. In und auch zwischen den Zellen sind Eiweiße abgelagert, die nicht funktionieren, manchmal sind es auch Teile von Krankheitserregern.

GEWÜNSCHTER NEBENEFFEKT: ABNEHMEN Fasten ist per se keine Diät zur Gewichtsreduktion. Vielmehr ist es ein Impuls, um im Körper und im Leben etwas zu ändern. Beispielsweise eine langfristige Änderung des Ernährungsstils. Dennoch purzeln während des freiwilligen Nahrungsverzichts die Pfunde. Von diesem angenehmen Nebeneffekt profitieren vor allem Übergewichtige, die regelmäßig fasten. Mit einer Woche Heilfasten lässt sich das Körpergewicht langfristig um durchschnittlich zwei Kilogramm senken. Denn wer weniger Kalorien aufnimmt, als er verbrennt, verliert an Körpergewicht. Beim Fasten wird die Energiezufuhr stark eingeschränkt, was zu einer Gewichtsabnahme führen kann. In den ersten Tagen handelt es sich beim Großteil des verlorenen Gewichts jedoch um Wasser. Bis beim Fasten wirklich Fettreserven verbrannt werden, dauert es meist ein paar Tage. Um keine Muskelmasse zu verlieren, ist daher ausreichend Bewegung sehr wichtig. Wird jedoch die Ernährungsweise, wie sie vor dem Fasten bestanden hat, nach dem Fasten weitergeführt, kann der Körper nicht anders, als die ungünstigen Stoffwechselprozesse fortzuführen, und der berühmte „Jo-Jo-Effekt" tritt ein. Es geht also nicht darum, zehn Tage den Lebensstil zu ändern und anschließend weiterzumachen wie bisher. Dann wird der Erfolg nicht sehr nachhaltig sein.

AUTOPHAGIE – ZELLULÄRE MÜLLABFUHR

Immer wieder wird unter Medizinern diskutiert, ob Fasten gesund oder überflüssig ist. Zunehmend werden die biologischen Prozesse des Fastens aufgedeckt. Für das Fasten sprechen jetzt auch wissenschaftliche Daten. So erhielt 2016 der japanische Zellbiologe Yoshinori Ohsumi vom Tokyo Institute of Technology den Nobelpreis für seine Arbeiten zur Autophagie. Das Wort Autophagie setzt sich aus den griechischen Wörtern *auto-* (selbst) und *phagein* (essen) zusammen und bedeutet damit wörtlich „Selbstfressen". Vereinfacht gesagt ist Autophagie die Fähigkeit jeder einzelnen Zelle, im Fall einer Nahrungskarenz auf körpereigene Ressourcen zurückzugreifen – also eine Art zelluläre Müllabfuhr im Körper. Defekte oder alte Zellen werden durch diese körpereigenen Prozesse aufgelöst und das Zellmaterial recycelt. Kranke Zellen werden so geschwächt und gesunde Zellen gestärkt. Ein Grund für diese positive Wirkung des Fastens ist wohl ein uraltes Programm, welches sich in den Zellen abspielt, wenn die Nahrung knapp wird: Es findet eine Art Großputz statt. Solange Nahrung da ist, sammeln sich in und zwischen den Zellen Eiweißtrümmer an. Ist jedoch die Nahrung knapp, beginnen die Zellen geschädigte oder funktionslose Proteine oder Zellorganellen zu verdauen. So entsteht ein Jungbrunnen für die ganze Zelle und somit auch für Fastende.

DER FASTENSTOFFWECHSEL

Weil keine Nahrung zur Verfügung steht, stellt der Körper während der Fastenkur seinen gewohnten Stoffwechsel um. Normalerweise deckt der Körper eines Erwachsenen seinen Energiebedarf aus rund 2000–2800 kcal. Beim Fasten werden je nach Fastenmethode nur 200–400 kcal aufgenommen – die Versorgungslücke muss also irgendwie gedeckt werden. Die Energieträger, die Makronährstoffe Kohlenhydrate, Eiweiß und Fett, werden anders

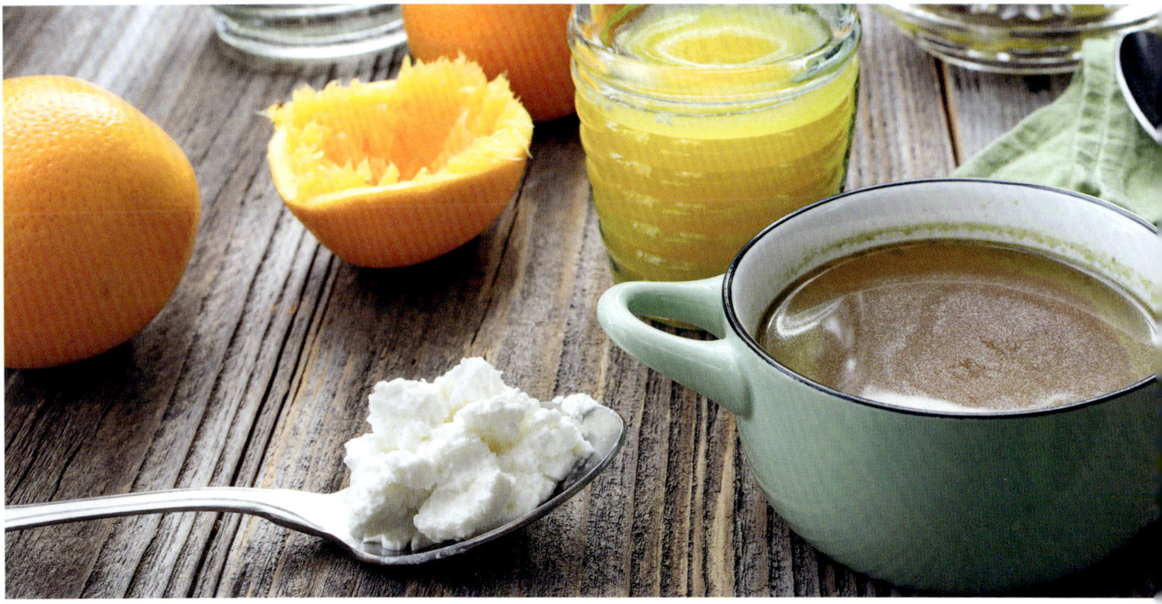

Die Ernährungsumstellung während des Fastens bewirkt, dass der Körper seinen Stoffwechsel umstellt.

als gewohnt verstoffwechselt. Im Körper geschieht jedoch noch viel mehr: Hormone, Botenstoffe, Entzündungsfaktoren, das Immunsystem und weitere Strukturen werden regeneriert.

Zuckervorräte werden abgebaut

Schon am ersten Tag beginnen nachhaltige Prozesse. Der Körper braucht die Zuckerreserven auf, und es werden die Vorräte mobilisiert, die schnell verfügbar sind. Zucker ist als Depot in Form von Glykogen in der Leber, aber auch in der Muskulatur gespeichert. Die gespeicherten Kohlenhydrate sind nach 1–1,5 Tagen aufgebraucht. Zusätzlich kommt die Autophagie mit ins Spiel. Außerdem schleust der Körper anfangs viel Wasser aus. Es werden vor allem Salzteilchen (Natrium- und Chloridionen) ausgeschwemmt, das zieht Wasser nach sich. Gleichzeitig wird der Blutdruck nach unten reguliert.

Nur entbehrliches Eiweiß wird abgebaut

Am zweiten Tag sind oft die Sinne geschärft, man riecht und schmeckt besser. Der Körper geht jetzt an die Eiweißreserven. Der Eiweißabbau ist jedoch gering und schädigt weder die Muskulatur noch gar den Herzmuskel, wie manchmal behauptet. Es ist eher so, dass entbehrliche Eiweißstrukturen abgebaut werden. Mediziner gehen heute davon aus, dass AGES = Advanced Glycation Endproducts (Zucker-Eiweiß-Verbindungen, die wir aufnehmen, wenn wir stark geröstetes Eiweiß konsumieren), Autoantikörper (Antikörper, die gegen körpereigenes und gesundes Gewebe gerichtet sind) und falsch hergestellte Proteine aufgebraucht werden. Das sind Strukturen, die wir gut entbehren können. Mittlerweile wurde durch Forschungen sogar bestätigt, dass parallel zum Eiweißverbrauch die Leistungsfähigkeit der Muskulatur steigt. Das belegen Belastungs-EKGs von Übergewichtigen während des Fastens. Am ehesten können Sie den Eiweißabbau verhindern, wenn Sie sich täglich bewegen. Außerdem bauen sich nach dem Fasten die Eiweißvorräte wieder auf. Und je länger gefastet wird, desto weniger Eiweiß wird abgebaut. Der Körper lernt allmählich auf Fettverbrennung umzustellen.

Fett dient als Energiequelle

Fett ist der Hauptbrennstoff beim Fasten. Innerhalb weniger Tage werden etwa 90 % der Energie aus Fett gewonnen. Im Fett sind oft die meisten Ressourcen vorhanden. Jeder hat unterschiedliche Fettreserven, manche haben mehr, andere weniger. Der Körper wandelt Fett beziehungsweise Fettsäuremoleküle in Ketonkörper um. Sie stellen die Energieversorgung der lebenswichtigen Organsysteme sicher. Ketone waren schon immer die Notfallenergiespender in Hungerzeiten. Nur die roten Blutkörperchen und das Gehirn brauchen ein gewisses Maß an Zucker. Die Folge dieses Prozesses ist eine leichte Übersäuerung des Körpers. Wenn man weiß, wie man damit umgeht und Kräuter und Gemüsebrühen mit in den Ernährungsplan integriert, entstehen keine Schäden im Körper. Ziel muss es sein, die sauren Valenzen (Säuren, die beim Abbau von Aminosäuren und Fetten entstehen und das Puffersystem auf Dauer überlasten können) wieder loszuwerden. Entscheidend ist hier die Leistung der Ausscheidungsorgane. Über Nieren, Leber, Lunge, aber auch über die Haut wird viel ausgeschieden.

Hormonelles Auf und Ab

Zunächst kommt es durch den Nahrungsentzug zu einer Stressreaktion: Der Körper schüttet vermehrt Adrenalin und Cortisol aus und man fühlt sich wach und leistungsfähig. Schon nach wenigen Tagen beruhigen sich die Stresshormone wieder und der Sympathikus regelt den Stresslevel nach unten. Sobald der Körper merkt, dass er Energie aus anderen Quellen als gewohnt bekommt, bleibt der Level auch unten. Nach ein paar Tagen wird vermehrt Serotonin produziert. Serotonin ist das Glückshormon, welches die Stimmung aufhellt und Ängste löst. Im Prinzip wirkt Fasten wie ein leichtes Antidepressivum. Zudem erfolgt eine massive Hemmung von Signalwegen, die nachteilige Wachstumsfaktoren aktivieren. Dazu zählen einige Hormone oder auch körpereigene Proteine. Erhöhte Werte dieser Faktoren führen zu schneller Alterung, zu Arteriosklerose, und sie haben auch einen Anteil an der Krebsentstehung.

Entzündungsprozesse werden gebremst

Vor allem im Bauchfett sind Botenstoffe deponiert, welche Entzündungen aufrechterhalten. So, aber auch durch eine nicht „artgerechte" Ernährung aus dem Supermarkt, entstehen oftmals leichte Dauerentzündungen, die sogenannten *silent inflammations*. Das erhöhte körpereigene Cortisol ist in der Lage, Entzündungsprozesse herunterzuregulieren. Neue Erkenntnisse deuten darauf hin, dass auch Ketonkörper dazu in der Lage sind. Entzündungsprozesse zeigen sich häufig durch erhöhte CRP-Werte (C-reaktives Protein) im Labor. Mittlerweile ist bestätigt, dass der CRP-Wert beim Fasten sinkt.

Regeneration des Immunsystems

Das Immunsystem ist ein wichtiger Teil des menschlichen Körpers, der dafür sorgt, dass wir gesund bleiben. Unsere Immunabwehr ist ein komplexes, sich ständig entwickelndes System und stark von Umweltfaktoren abhängig. Das Immunsystem wirkt als Schutzbarriere und Abwehrsystem gegen Krankheitserreger aller Art. Überreaktionen können zu Allergien oder Autoimmunerkrankungen führen. Der Großteil des Immunsystems hat seinen Sitz im Darm. Durch den Nahrungsverzicht erfährt dieser eine massive Entlastung. Es werden jedoch auch Immunglobuline in weniger großer Zahl produziert und Autoantikörper abgebaut, sodass Forschende mittlerweile davon ausgehen, dass sich das Immunsystem innerhalb weniger Tage um bis zu 40 % erholen kann.

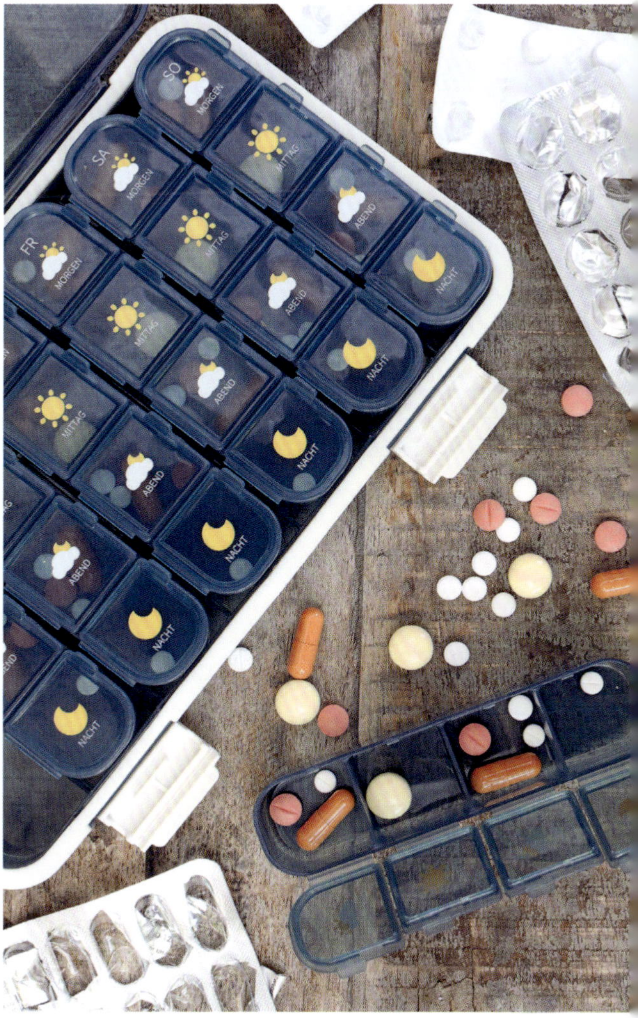

Fasten kann gesundheitliche Beschwerden lindern und dadurch bei manchen Patienten die Menge einzunehmender Medikamente reduzieren.

BESCHWERDEN LINDERN

Viele Fastende setzen sich gesundheitliche Ziele. Fasten ist nicht nur eine gute Methode, um von Zeit zu Zeit den Pausenknopf zu drücken und zur Ruhe zu kommen, es wirkt sich auch auf eine Reihe von Krankheiten und Beschwerden aus. Wird für eine begrenzte Zeit auf Nahrung verzichtet, können sich zahlreiche Stoffwechselstörungen wieder normalisieren. Nachfolgend finden Sie Krankheiten, bei denen Fasten die Heilung unterstützen kann. Die Liste ist jedoch längst nicht vollständig.

Bluthochdruck

Bluthochdruck ist der Risikofaktor Nr. 1 für Herz-Kreislauf-Erkrankungen. Eine stressreiche Lebensweise ohne Ausgleich durch Ruhephasen und moderate Bewegung, eine einseitige Ernährung mit zu viel Kaffee, Salz, Alkohol, Nikotin wie auch Überge-

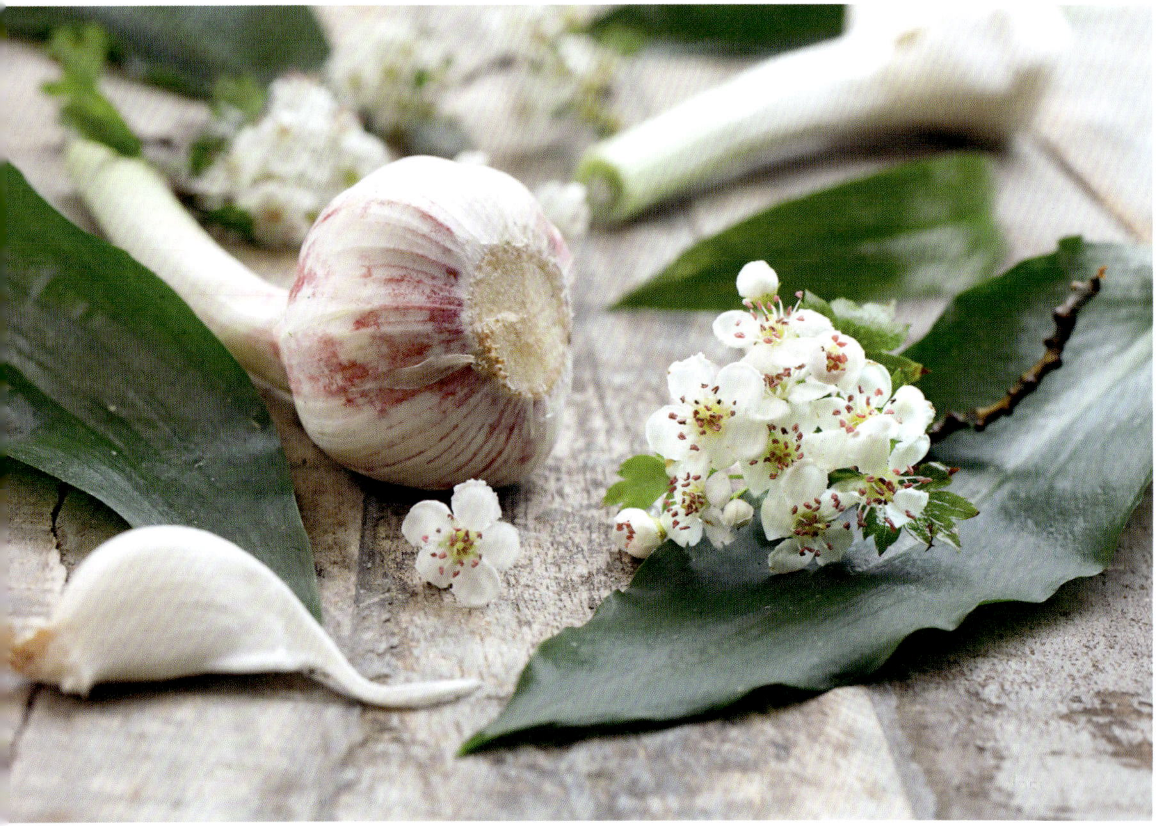

Gut gegen „Arterienverkalkung": Knoblauch, Bärlauch und Weißdorn.

wicht führen zu Einlagerung von Schadstoffen in die Gefäßwände, die daraufhin ihre natürliche Elastizität verlieren. Durch die zunehmende Verengung der Gefäße muss das Herz stärker arbeiten und erhöht zur Aufrechterhaltung der Durchblutung den Blutdruck. Jeder dritte Erwachsene ist mittlerweile von Bluthochdruck betroffen. Die blutdrucksenkenden Medikamente vermeiden zwar Folgeerkrankungen wie Herzinfarkt und Schlaganfall, beseitigen aber die zugrundeliegenden Probleme nicht. Zudem sind sie nicht nebenwirkungsfrei.

Eines der besten Mittel, um den Bluthochdruck in den Griff zu bekommen, ist das Fasten. Das bestätigen seit Generationen nicht nur Fastende mit Bluthochdruck, sondern nun auch Wissenschaftler. Eine großangelegte Studie umfasste 1610 Fastende mit einer Fastendauer > 4 Tage bis maximal 41 Tage. Bei nichtmedikamentös behandeltem Bluthochdruck waren die Erfolge am größten. Bei Ausgangswerten von > 140/90 mm Hg sank der Bluthochdruck im Mittel um 16,7/8,8 mm Hg, während es bei Einnahme von Bluthochdruckmedikamenten im Mittel um 6,5/3,8 mm Hg waren. Menschen mit normalen Blutdruckwerten müssen nicht befürchten, dass sie in die Hypotonie fallen. Denn dann fallen die Blutdruckwerte nur moderat (durchschnittlich um 3,0/1,9 mm Hg) ab und bei jenen mit dauerhaft zu niedrigem Blutdruck zeigt sich sogar eine Tendenz zur Blutdruckerhöhung. Zusammenfassend lässt sich sagen: Beim Fasten normalisiert sich der Blutdruck von fast allen Menschen. Deshalb bei bestehendem Bluthochdruck während des Fastens bitte engmaschig die Blutdruckwerte überprüfen. Denn die Medikamente müssen gegebenenfalls entsprechend angepasst oder können gar abgesetzt werden.

Diabetes mellitus Typ 2

Medizinisch unterscheidet man verschiedene Diabetes-Formen. Die Hauptformen sind der Typ-1- und der Typ-2-Diabetes mellitus. In Deutschland ist bei circa 7,2 % der Erwachsenen ein Diabetes mellitus bekannt, davon sind 90–95 % an Typ-2-Diabetes erkrankt. Neben einer erblichen Veranlagung gelten Übergewicht, ballaststoffarme, fett- und zuckerreiche Ernährung sowie Bewegungsmangel als die wichtigsten Verursacher eines Typ-2-Diabetes. Hierbei ist die Bauchspeicheldrüse nicht mehr in der Lage, ausreichende Mengen des blutzuckersenkenden Hormons Insulin zu produzieren.
Durch Fasten erholen sich die Insulinrezeptoren und die insulinproduzierenden Zellen der Bauchspeicheldrüse. Sie können im Anschluss der Fastenperiode wieder effizienter arbeiten. Bereits in den ersten 2–3 Tagen kommt es in der Regel zu einer Normalisierung des Blutzuckerspiegels. Aus Angst vor Blutzuckerentgleisungen wurde Menschen mit Typ-2-Diabetes bislang häufiger vom Fasten abgeraten. Solange der Diabetes noch nicht sehr ausgeprägt ist, Sie Ihren Blutzucker engmaschig kontrollieren, im Fall einer Unterzuckerung immer Traubenzucker oder zuckerhaltige Softdrinks griffbereit haben und Ihr Vorhaben mit dem behandelnden Arzt abgesprochen haben, sollte einer moderaten Fastenzeit und insbesondere Intervallfasten jedoch nichts im Wege stehen.
Menschen mit Typ-1-Diabetes rate ich allerdings, sich zum Fasten in eine Fastenklinik zu begeben – und auch da werden Sie aus Sorge um Blutzuckerentgleisungen nur auf wenige Ärztinnen und Ärzte treffen, die bereit sind, Sie zu begleiten. Zwar gibt es durch kleinere Studien mit Fastenwilligen mit Typ-1-Diabetes Hinweise, dass deren Sicherheit und Nutzen gewährleistet ist, für eine generelle Empfehlung braucht es jedoch noch größere Studien.

Arteriosklerose, erhöhte Blutfettwerte

Arteriosklerose ist eine Erkrankung, die alle Arterien des Körpers betreffen kann. Ablagerungen von Blutfetten (LDL-Cholesterin) und Entzündungsprozesse führen über lange Zeiträume zur Verengung der Gefäße (Stenose). Sogenannte arteriosklerotische Plaques verringern die Elastizität der Schlagadern und stören dadurch den Blutfluss. Im Volksmund ist die Gefäßkrankheit unter dem Namen „Arterienverkalkung“ bekannt.
Verkalkte Arterien können sich nach Jahren ohne Beschwerden überall im Gefäßsystem bemerkbar machen. Sind die Herzkranzarterien betroffen, kann eine koronare Herzkrankheit (KHK) entstehen und das Risiko für einen Herzinfarkt steigen. Auch ein Schlaganfall kann durch die Gefäßveränderung begünstigt werden.

Durch Fasten können sich die Ablagerungen in den Gefäßwänden zurückbilden. Das geschieht jedoch nicht durch einmaliges Fasten. Damit die positiven Wirkungen des Fastens anhalten, ist ganz entscheidend, dass anschließend eine gesündere Ernährungs- und Lebensweise angestrebt wird. In der naturheilkundlichen Praxis haben sich zur Behandlung der Arteriosklerose neben einer zuckerarmen Ernährung und gesunden Fetten mit reichlich Omega-3-Fettsäuren auch Kuren mit Knoblauch, Bärlauch, Olivenblatt-Extrakt, Weißdorn und Vitaminen (Vitamin-B-Komplex, Vitamin C) bewährt.

Übergewicht

Besonders in den westlichen Ländern steigt seit Jahren die Tendenz zu Übergewicht. In Deutschland sind laut RKI mittlerweile rund zwei Drittel der Männer (67 %) und die Hälfte der Frauen (53 %) übergewichtig, davon ist etwa ein Viertel der Erwachsenen stark übergewichtig (BMI > 30). Die Ursachen sind vielfältig und reichen von Fehlernährung und Bewegungsmangel über Stress, Darmdysbiosen, Hormonstörungen, genetischen Ursachen, Schlafmangel bis hin zu Medikamentennebenwirkungen.

Übergewicht ist nicht nur ein kosmetisches Problem, es ist Risiko für viele Erkrankungen und Gesundheitsprobleme. Diese reichen von Fettleber, Erkrankungen der Gallenblase, Bluthochdruck und Herz-Kreislauf-Erkrankungen, Diabetes, Schlafstörungen (Schlafapnoe-Syndrom), Arthrose bis hin zu unerfülltem Kinderwunsch und weiteren hormonell bedingten Erkrankungen.

Zwar ist Fasten keine Diät zur Gewichtsreduktion. Doch sobald das Wohlfühlgewicht überschritten ist, kann Fasten eine nützliche Option sein. Wiederholtes Fasten im Halbjahresabstand kann sogar eine Möglichkeit sein, den gestörten Stoffwechsel wieder zu regulieren. Fastenärzte sind sich einig, dass Fasten zur Behandlung von Übergewicht ein Einstieg in eine langfristige Ernährungsumstellung sein kann. Zum Glück stellt sich nach dem Fasten oft mehr Lust auf Frisches, Salat und Gemüse ein und vielen haben den Drang, sich mehr zu bewegen.

Migräne und Kopfschmerzen

Bei einem Migräneanfall setzen plötzlich heftige Schmerzen ein, oft nur auf einer Kopfseite. Sie sind deutlich stärker als gewöhnliche Kopfschmerzen und meist von weiteren Beschwerden begleitet. Von einer Migräne spricht man aber erst, wenn die typischen Symptome mindestens fünf Mal aufgetreten sind. Frauen sind häufiger von dieser neurologischen Erkrankung betroffen als Männer. Migräneanfälle werden in der Schulmedizin konservativ mit Schmerzmitteln oder Migränemedikamenten behandelt.

Zwar gehören Kopfschmerzen zu den häufigen Nebenwirkungen während des Fastens. Und doch kann Fasten die Häufigkeit und Schmerzintensität bei häufiger Migräne oder Kopfschmerzen bessern. Viele Hunderte Fastenverläufe zeigen, dass über 90 % der Migränegeplagten nach einer Fastentherapie mindestens ein halbes Jahr deutlich weniger oder keine Migräneanfälle mehr durchleiden. Welche zugrundeliegenden Ursachen dafür verantwortlich sind, ist nicht genau geklärt. Die tiefgreifenden und komplexen Umstimmungsvorgänge während des Fastens greifen hier vermutlich ebenso wie eine geringere Entzündungsneigung.

Rheumatische Erkrankungen

Der Begriff Rheuma bezeichnet eine Gruppe unterschiedlicher, oft chronisch verlaufender Autoimmunerkrankungen. Dazu zählen mehr als hundert verschiedene Erkrankungen. Zu diesen zählen die rheumatoide Arthritis, Gelenk- und Weichteilrheumatismus, Morbus Bechterew, Arthrosen und degenerative Wirbelsäulenerkrankungen, verschiedene Beschwerden am Muskel- und Bandapparat wie die Fibromyalgie wie auch die Stoffwechselerkrankung Gicht.

GICHT

Bei Gichtbetroffenen ist der Harnsäure- oder Purin-Stoffwechsel gestört. Dadurch entsteht im Körper ein Harnsäureüberschuss. Durch Fasten kann jedoch der Harnsäurespiegel stark ansteigen. Außerdem bildet der Körper vermehrt Ketone, die verhindern, dass die Harnsäure ausgeschieden wird. Eine Fastenkur kann also Gichtanfälle auslösen. Deshalb sollten Sie bei einer Gichterkrankung nur in Absprache mit einem Arzt oder besser noch in einer Fastenklinik fasten, damit eventuell entstehende Komplikationen aufgefangen werden können.

Erste konkrete Anzeichen für eine rheumatische Erkrankung sind warme, geschwollene oder gerötete Gelenke. Morgens sind die Beschwerden besonders ausgeprägt. Rund 17 Millionen Betroffene – unter ihnen nicht nur ältere Menschen – haben am Stütz- und Bewegungsapparat chronische Beschwerden. Die Therapie umfasst Medikamente, Physiotherapie, Ergotherapie und Ernährungsumstellung mit Verzicht auf entzündungsfördernde Kost wie Schweinefleisch. Bei Erkrankungen des rheumatischen Formenkreises sollten Sie eine geplante Fastenkur mit der Ärztin besprechen. Es besteht auch die Möglichkeit, in speziellen Kliniken zu fasten.

Erkrankungen des Verdauungssystems

Unser Verdauungssystem ist sehr komplex und kann somit anfällig für verschiedene Erkrankungen sein. Aufgabe des Verdauungstraktes ist es, die komplexen Nährstoffe der Nahrung über chemische und mechanische Prozesse aufzuspalten, sodass diese vom Körper aufgenommen und als Energiequelle oder als Bausteine genutzt werden können. Die verschiedenen Organe, die der Nahrungsbrei dabei passiert, haben alle unterschiedliche und wichtige Funktionen. In enger Zusammenarbeit ermöglichen sie schlussendlich die Aufnahme von lebensnotwendigen und energiereichen Nährstoffen.

Durch das Fasten wird der Magen-Darm-Trakt massiv entlastet. Funktionelle Magen-Darm-Beschwerden wie Reizmagen oder Reizdarm, chronisch-entzündliche Darmerkrankungen, Fettleber, chronische Verstopfung, Blähbauch, chronische Kolitis wie auch chronische Lebererkrankungen können sich somit bessern. Heilfasten wirkt sich unmittelbar auf die Darmgesundheit und die Zusammensetzung der ihn besiedelnden Mikroorganismen aus und kann daher Teil einer Darmsanierung sein. Relativ neu ist die Erkenntnis, dass sich durch Fasten das Verhältnis von Bakteriengruppen verändert. So nehmen die Firmicutes-Bakterien ab, während Bacteroidetes zunehmen. Beide stehen im engen Zusammenhang mit Übergewicht. Je geringer der Anteil der Bakterienstämme Firmicutes und je höher der Anteil an Bacteroidetes, desto geringer ist in der Regel das Körpergewicht.

Hauterkrankungen

Die Haut ist ein vielschichtiges Organ, eine wirksame Schutzbarriere, sie hält Krankheitserreger ab, sorgt dafür, dass wir die Körpertemperatur halten können, ist in ihrer Gänze ein taktiles Sinnesorgan und letztendlich auch Spiegelbild der Seele. Die häufigste Hauterkrankung ist die Akne, weit verbreitet sind auch Schuppenflechte, Neurodermitis oder allergische Hauterkrankungen und eine Vielzahl von Ekzemen.
Die Haut ist ein wichtiges Ausscheidungsorgan; Hauterkrankungen sind daher ein Signal eines gestörten Stoffwechsels.
Durch Fasten können erstaunliche Besserungen des Hautbildes erzielt werden. Zwar kann es gerade am Anfang der Fastenkur zu Hautirritationen kommen (siehe auch Seite 53), aber nach dem Fasten wirkt die Haut klarer, Unreinheiten und Unterlagerungen verschwinden, bestehende Entzündungen werden abgeschwächt und das Bindegewebe bekommt wieder eine neue Spannung. Noch besser funktioniert die Ausscheidung über die Haut, wenn sie mit Bädern mit Zusätzen von basischen Salzen, Wechselduschen, Trockenbürsten und einer ausreichenden Flüssigkeitsaufnahme unterstützt wird. Anwendungsbeispiele finden Sie auf den Seiten 90-91.

Erkrankungen der Atemwege

So komplex wie unser Atmungssystem, so vielfältig ist die Bandbreite der Atemwegserkrankungen. Ob bei Erkältung, Heuschnupfen, Bronchitis, Raucherhusten, Asthma, Nebenhöhlenentzündungen, Mandelentzündung oder einer verminderten Lungenkapazität: All diese Erkrankungen können durch Fasten eine Besserung erfahren.
Oft kommt es beim Fasten zu einer Verflüssigung der Sekrete (siehe auch Seite 93), wodurch der Schleim besser abgegeben werden kann. Entzündungsauslösende Faktoren gehen zurück, die Atemwege werden freier, und der Gasaustausch verbessert sich. Und auch die mit winzigen Härchen besetzten Zellen der Atemwege bekommen die Möglichkeit, sich in dieser Zeit zu regenerieren. Medikamente wie Cortison oder bronchienerweiternde Arzneien können reduziert beziehungsweise in Absprache mit der Ärztin abgesetzt werden. Wissenschaftler können immer wieder feststellen, dass allergische Reaktionen während des Fastens zurückgehen, was an einer Drosselung der Abwehrzellen zu liegen scheint. Die Antikörper, die bei Allergikern dafür verantwortlich sind, dass der Körper auf immer mehr Substanzen mit einer Abwehrreaktion reagiert, werden beim Fasten stark abgebaut. Einmaliges Fasten wird bei starken Beschwerden jedoch nicht für gravierende Besserungen sorgen. Dafür sind mehrere Fastenzyklen vorzugsweise im Halbjahresabstand nötig.

Psychosomatische Störungen, Erschöpfung

Auch seelische Belastungen, depressive Verstimmungen, wie sie beispielsweise in der Menopause vorkommen, Nervosität, Schlafstörungen und moderate Erschöpfungszustände können durch Fasten eine Besserung erfahren.
Ein erfolgreiches Fasten wird meist als beglückend erlebt. Beim Fasten wird nach 2–3 Tagen vermehrt der Botenstoff Serotonin ausgeschüttet. Das sorgt für ein erhöhtes Wohlbefinden. Der kurzzeitige Nah-

Die Natur einfach genießen: Wissenschaftler haben festgestellt, dass während des Fastens allergische Reaktionen zurückgehen können.

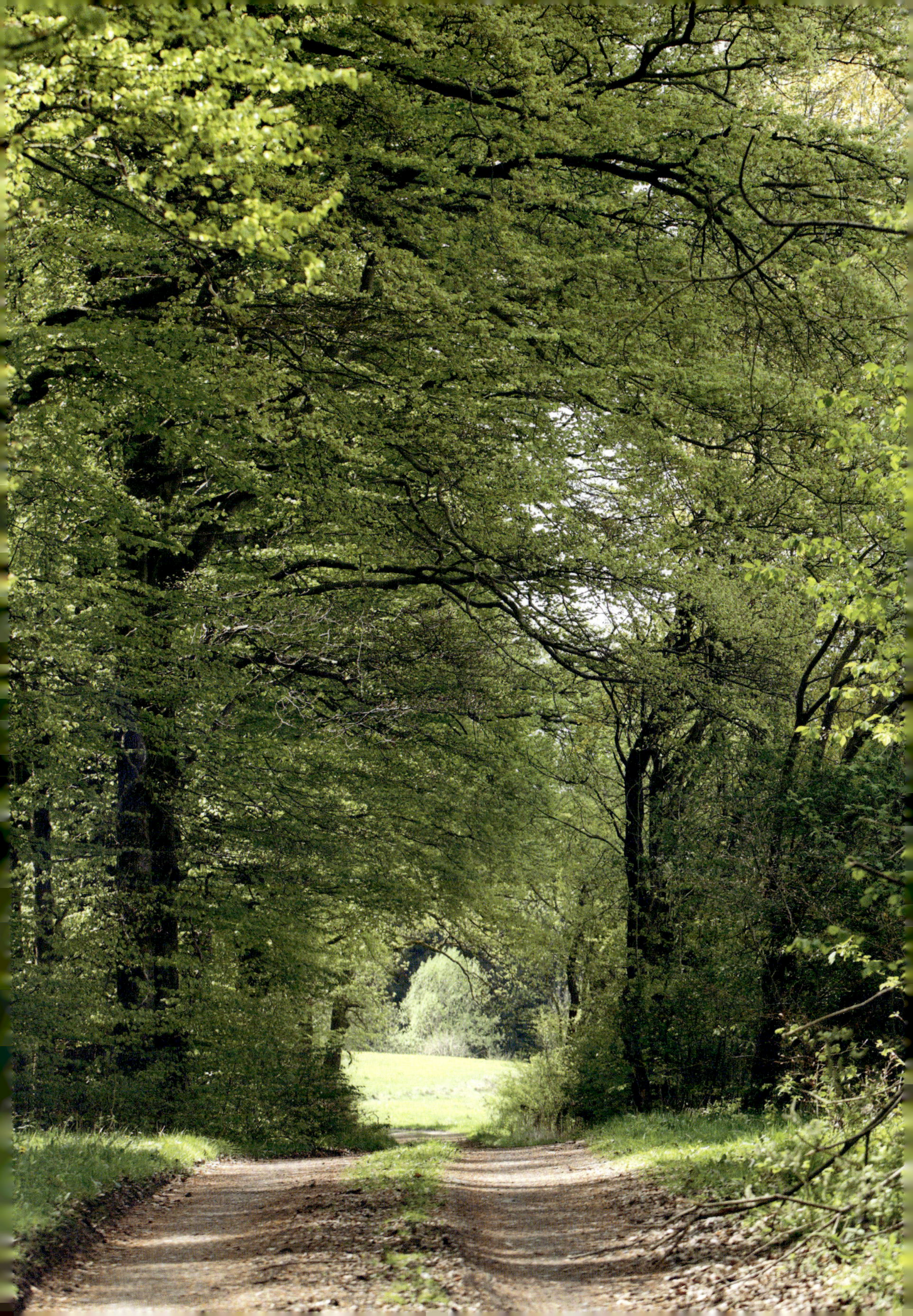

rungsstopp wirkt wie eine Art Antidepressivum und wird manchmal begleitet mit Euphorie und Gefühlen der Transzendenz. Nach Meinung einiger Wissenschaftler könnte Fasten sogar einer Demenz vorbeugen. Wenngleich während des Fastens der Schlaf oft flacher und unruhiger wird (siehe auch Seite 95), belegen einige Studien, dass sich Fasten insgesamt positiv auf den Schlaf auswirkt und Schlafstörungen somit geringer werden. Ist der Körper bereits durch Stress massiv geschwächt, verbietet sich Fasten über längere Zeit; anders sieht es aus mit Intervallfasten.

WER SOLLTE NICHT FASTEN?

Trotz der vielen guten Wirkungen ist Fasten nicht jedem zu empfehlen. Vom Fasten ausgenommen sind alle, die körperlich dazu nicht in der Lage sind. Dazu zählen insbesondere von den nachfolgend aufgeführten Krankheiten oder Einschränkungen Betroffene. Im Zweifel befragen Sie Ihre Ärztin, denn ein kranker Körper reagiert anders auf das Fasten als ein gesunder. In vielen Fällen kann moderates Fasten wie Intervallfasten eine Lösung sein. Oft ist es sinnvoll, vorab ein Blutbild anfertigen zu lassen, um festzustellen, ob die beiden wichtigen Ausscheidungsorgane Leber und Nieren ausreichend funktionieren. Zudem sollten Blutdruck und Blutzucker vorab bestimmt werden.

Absolute Gegenanzeigen für eine Fastentherapie

- Auszehrung (Kachexie)
- Essstörungen wie Magersucht (Anorexia nervosa), Bulimie
- schwere Schilddrüsenüberfunktion (dekompensierte Hyperthyreose)
- fortgeschrittene Demenz
- fortgeschrittene Leber- oder Niereninsuffizienz
- Schwangerschaft und Stillzeit
- Kinder

Nur fachlich begleitet in einer Fastenklinik

- Suchterkrankungen
- Diabetes mellitus Typ 1
- Psychosen
- schwere Depression
- Tumorerkrankungen
- fortgeschrittene Herzerkrankungen
- Netzhautablösung
- Magengeschwür, Zwölffingerdarmgeschwür
- symptomatische Gicht
- Kreislauflabile
- symptomatische Gallensteine
- schwere Vitalstoffmangelsituation

Problematische Medikation während einer Fastentherapie

Generell reagiert der Körper während des Fastens deutlich empfindlicher auf Medikamente. Insbesondere aber auf:

- nichtsteroidale Antirheumatika (NSAR)
- systemische Kortikoide (Prednison, Prednisolon, Kortison)
- Blutdrucksenker (insbesondere Betablocker oder Diuretika)
- Antidiabetika
- orale Verhütungsmittel (Kontrazeptiva haben eingeschränkte Wirkung bis zum nächsten Zyklus)
- Arzneistoffe zur Blutgerinnung (Antikoagulantien)
- Psychopharmaka (insbesondere Neuroleptika und Lithium)
- Antiepileptika

Beliebte Fastenmethoden genau beleuchtet

Nachfolgend stelle ich Ihnen die wichtigsten und beliebtesten Fastenmethoden im Vergleich vor. Zudem bekommen Sie Informationen über die Vor- und Nachteile der jeweiligen Fastenkur, sowie wichtige Informationen zum Gelingen der Fastenzeit.

Mittlerweile gibt es eine Vielzahl von Fastenarten wie beispielsweise das Teefasten, Holundersaft-Fasten, Zitronensaft-Fasten, Molke-Fasten, Saftfasten, Heilfasten, Meditationsfasten, Fastenwandern oder eiweißergänztes Fasten. Medizinisch wird meist das Heilfasten genutzt.

Einfach wirksam: Methode Teefasten.

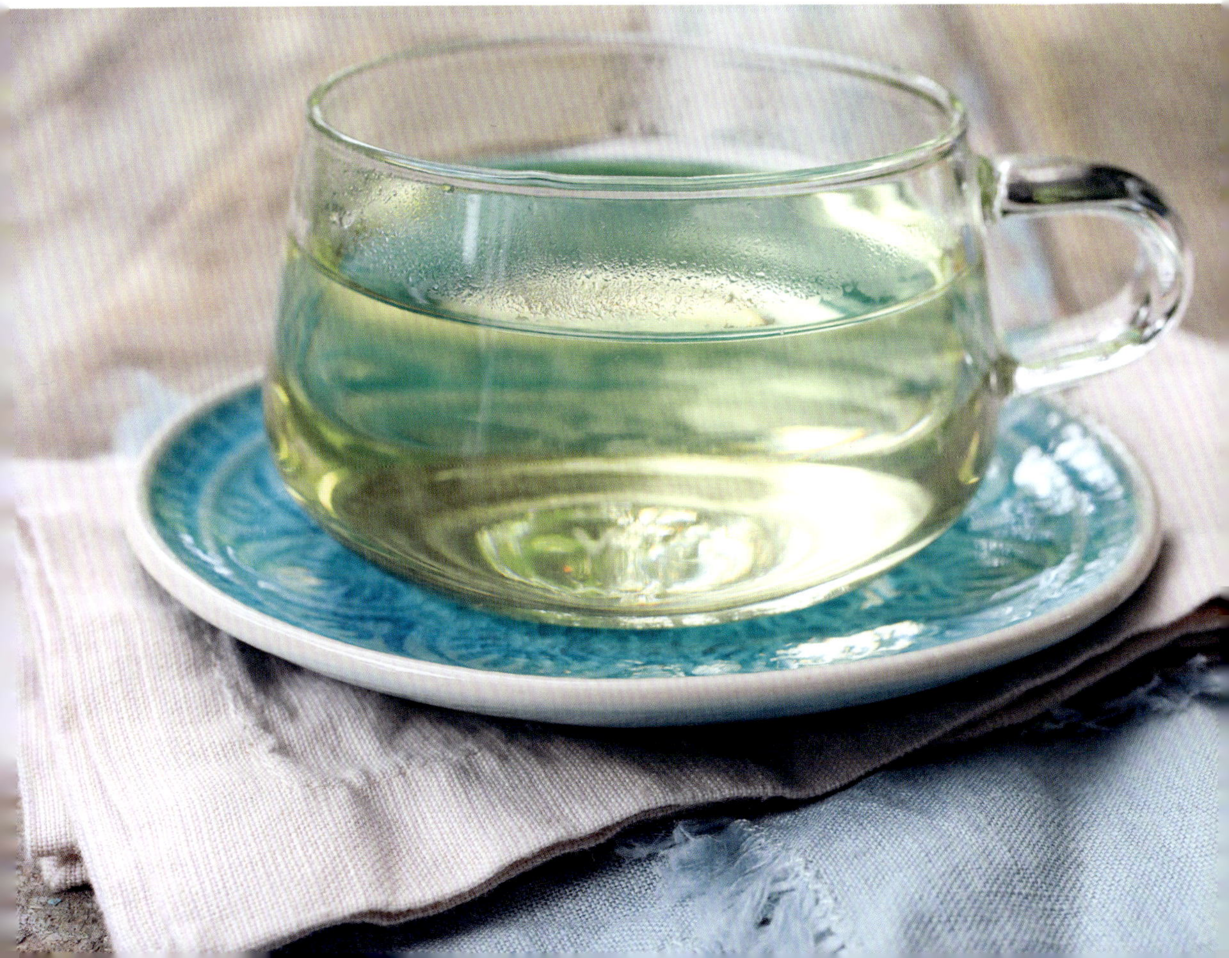

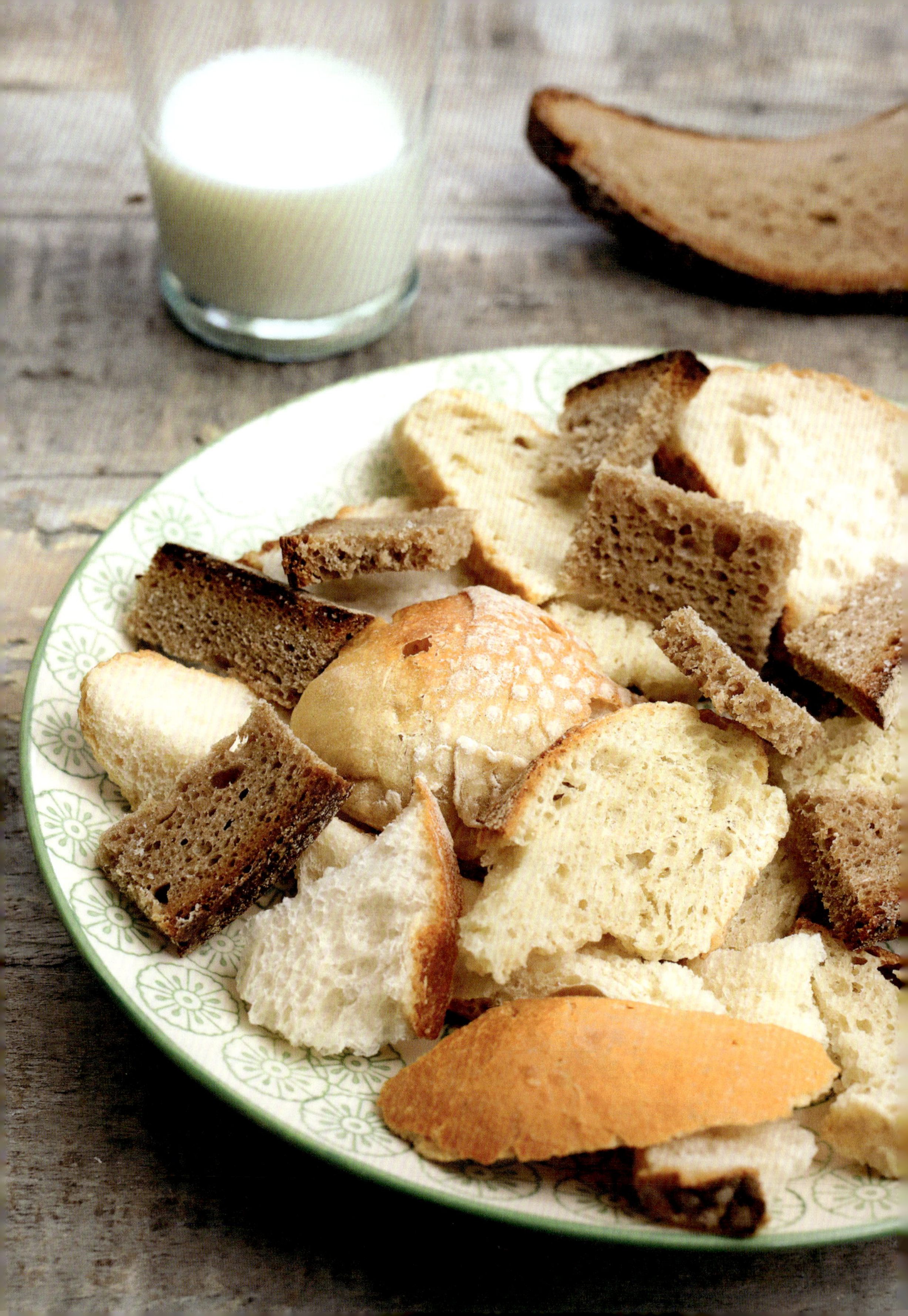

HEILFASTEN NACH DR. OTTO BUCHINGER

Ursprünglich basiert das Heilfasten auf der Buchinger-Methode. Dr. Otto Buchinger (1878–1966), der sein Lebenswerk der Fastenmedizin widmete, war Marinearzt und wurde im Alter von 40 Jahren als Vollinvalide wegen eines chronischen Gallenleidens und schweren Rheumas aus dem Militärdienst entlassen. Durch zwei lange Fastenkuren hat er seine Gesundheit wiedererlangt. Daraufhin gründete er 1920 eine eigene Klinik in Witzenhausen. In seinem Buch „Das Heilfasten und seine Hilfsmethoden als biologischer Weg“ berichtet er über 15 Jahre Erfahrungen mit dem Fasten.

Das Fastenprogramm

Die Kalorienzufuhr wird nach Entlastungstagen und Darmentleerung auf rund 300 Kilokalorien zurückgefahren. Auf dem Speiseplan steht ausschließlich Flüssignahrung von mindestens 2–3 l in Form von Wasser, Säften, Brühen und Kräutertee. Das Programm schließt auch Bewegungs- und Entspannungsübungen mit ein, welche die wohltuende Wirkung des Fastens auf psychologischer Ebene verstärken wollen. Im Anschluss erfolgt ein Kostaufbau über mehrere Tage.

Für wen geeignet?

Buchinger-Fasten ist für gesunde Menschen geeignet, aber auch für solche, die „nicht-mehr-gesund-aber-noch-nicht-krank“ sind oder jene mit moderaten chronischen Beschwerden. Bei starken Beschwerden ist ein Aufenthalt in einer Fastenklinik möglich. Für alle anderen ist diese Fastenart auch zum Kurzfasten zu Hause oder in der Gruppe möglich.

Therapeutischer Nutzen

Zur Umstimmung bei chronischen Beschwerden und Krankheiten. Studien bestätigen nach Fastenende bessere Laborergebnisse insbesondere der Blutzucker-, Blutdruck- und Blutfettwerte.

MILCH-SEMMEL-KUR NACH DR. F. X. MAYR

Ein weiterer Pionier des medizinischen Fastens ist der österreichische Arzt Franz Xaver Mayr (1875–1965). Mayr sah einen engen Zusammenhang zwischen dem Gesundheitszustand des Menschen und seiner Verdauung. Säuberung, Schonung und Schulung des Darms stehen bei ihm im Vordergrund. Charakteristisch für Mayr ist auch die ärztliche Bauchbehandlung.

Das Fastenprogramm

Das Konzept beruht auf verschiedenen Säulen und beinhaltet Teefasten, die Milch-Semmel-Kur und eine milde Ableitungsdiät. Die Fastenden nehmen über den Tag verteilt circa 400 kcal in Form von altbackenen, klein geschnittenen Semmeln oder Brotstücken mit etwas Milch – pflanzlich oder tierisch, je nach Belieben – zu sich. Zentral bei dieser Form des Fastens ist das intensive Kauen der Nahrung (30- bis 40-mal pro Bissen), was die Verdauung fördert und sättigend wirkt. Die ursprünglichen Weizenprodukte wurden längst durch Dinkel oder Buchweizen ersetzt. Milch gibt es heute als Butter- oder Schafmilch. Die Darmreinigung erfolgt mittels Bittersalzes.

…tensives Kauen ist bei der Milch-…emmel-Kur unerlässlich.

Für wen geeignet?
Für alle, die trotz Fastens nicht komplett auf das Essen verzichten möchten. Die Mayr-Kur wird stationär oder auch im eigenen Haushalt durchgeführt. Der einseitige Diätplan ist für eine längerfristige Anwendung nicht geeignet.

Therapeutischer Nutzen
Durch gründliches Kauen werden hastige Essgewohnheiten abgelegt, der Darm kann sich erholen.

FASTEN NACH HILDEGARD VON BINGEN

Die Wurzeln des Heilfastens reichen bis in die Antike zurück. Auch die Äbtissin und Benediktinerin Hildegard von Bingen (1098–1179) preiste das Fasten und warnte vor fettem Essen und Völlerei. Gesunde und Kranke sollten hin und wieder eine Fastenkur durchführen. Doch Hildegard von Bingen entwickelte selbst keine Fastenkur. Das, was heute als „Hildegard-Fastenwoche" angepriesen wird, ist eine Interpretation ihrer Anhänger.

Das Fastenprogramm
3–4 Tage vor dem eigentlichen Fasten wird der Körper durch leichte Kost entlastet. Empfohlen werden während der Entlastungstage viel Obst und gedünstetes Gemüse, Dinkel, Fencheltee, klare Suppen. Der Fastenbeginn erfolgt mit einer Darmreinigung. Während der Fastentage werden Fencheltee, Fastentee (Salbei, Fenchel, Krauseminze, Brennnesselblätter, Quendelkraut, Süßholzwurzel), Bitterstoffe, Dinkelkaffee, Dinkel-Gemüsesuppen oder klare Gemüsesuppen verzehrt. Das Nachfasten erfolgt mit Trockenfrüchten, Äpfeln und „Hildegard-Gewürzen".

Für wen geeignet?
Für Menschen, die ein sanftes Fasten, viel Ruhe und Besinnlichkeit bevorzugen. Hildegard-Fasten dient der Heilung des Körpers und der Seele gleichermaßen.

Therapeutischer Nutzen
Zum Kurzzeitfasten auch für zu Hause geeignet.

DIE KUR DES FUHRMANNS JOHANN SCHROTH

Johann Schroth (1798–1856) entwickelte seine Kurmethode um 1820 im Selbstversuch, nachdem er durch den Huftritt eines Pferdes schwer am Knie getroffen wurde. Dieses blieb daraufhin steif. Feuchte Knieumschläge besserten sein Leiden. Schroth entwickelte seine Heilmethode beruhend auf feuchter Wärme, Dürsten und Fasten. Natürliche Reize sollen den Entgiftungsprozess in Gang setzen.

Das Fastenprogramm
Bei der Schroth-Kur handelt es um ein Teilfasten, das kleine Mengen Getreide in Form von altbackenen Brötchen oder Brot und Gemüsesuppe enthält. Es können bis zu 1200 kcal pro Tag erreicht werden. Sogenannte Trinktage wechseln sich mit Trockentagen ab. Dadurch soll die Reinigungswirkung auf den Organismus besonders groß sein. An den 3 Trockentagen pro Woche wird außer ⅛ l Wein, der in kleinen Schlucken eingenommen wird, nichts getrunken. Unentbehrlich bei der Schroth-Kur ist der Dunstwickel.

Äpfel gehören zum Nachfasten im Fastenprogramm nach Hildegard von Bingen.

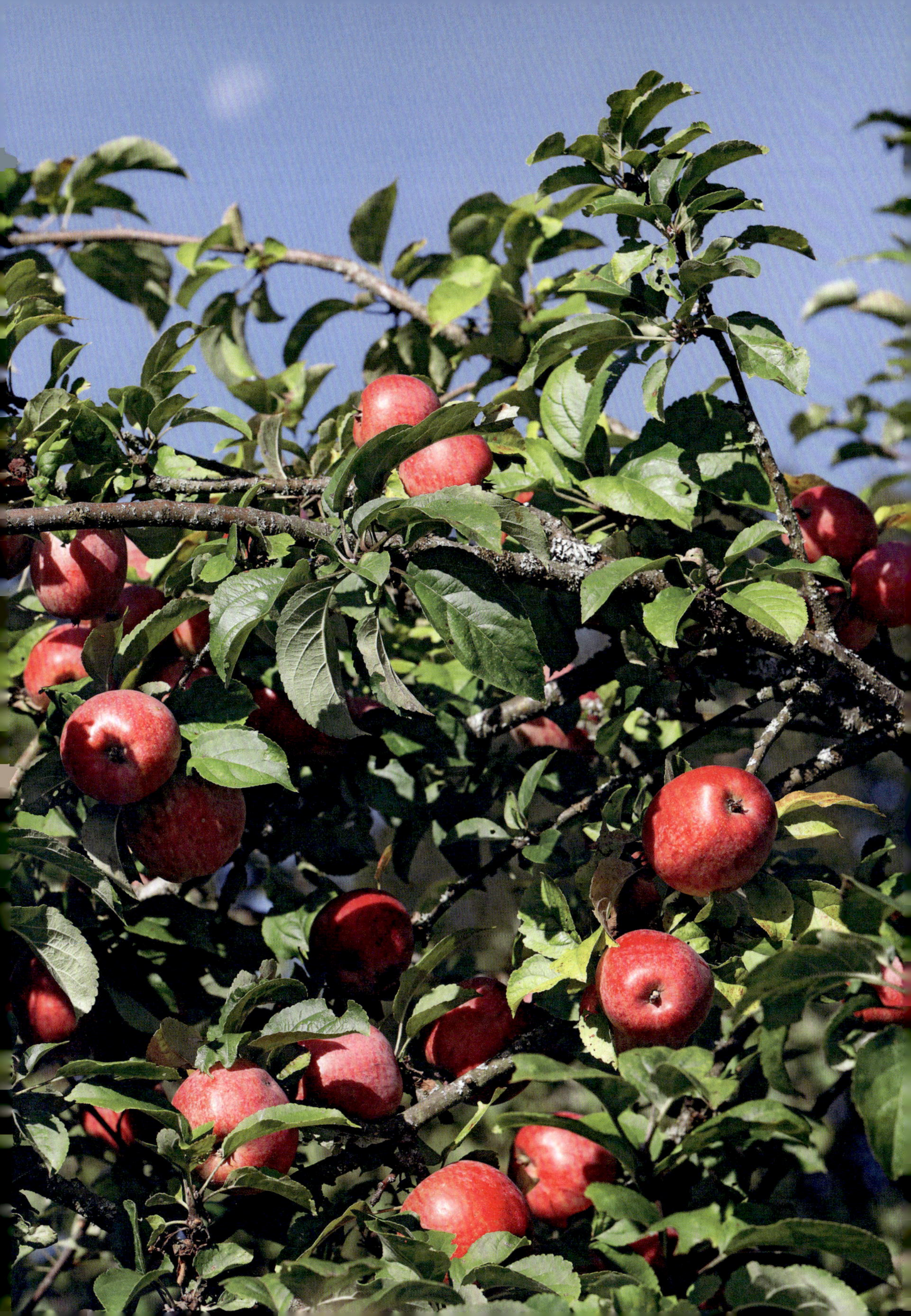

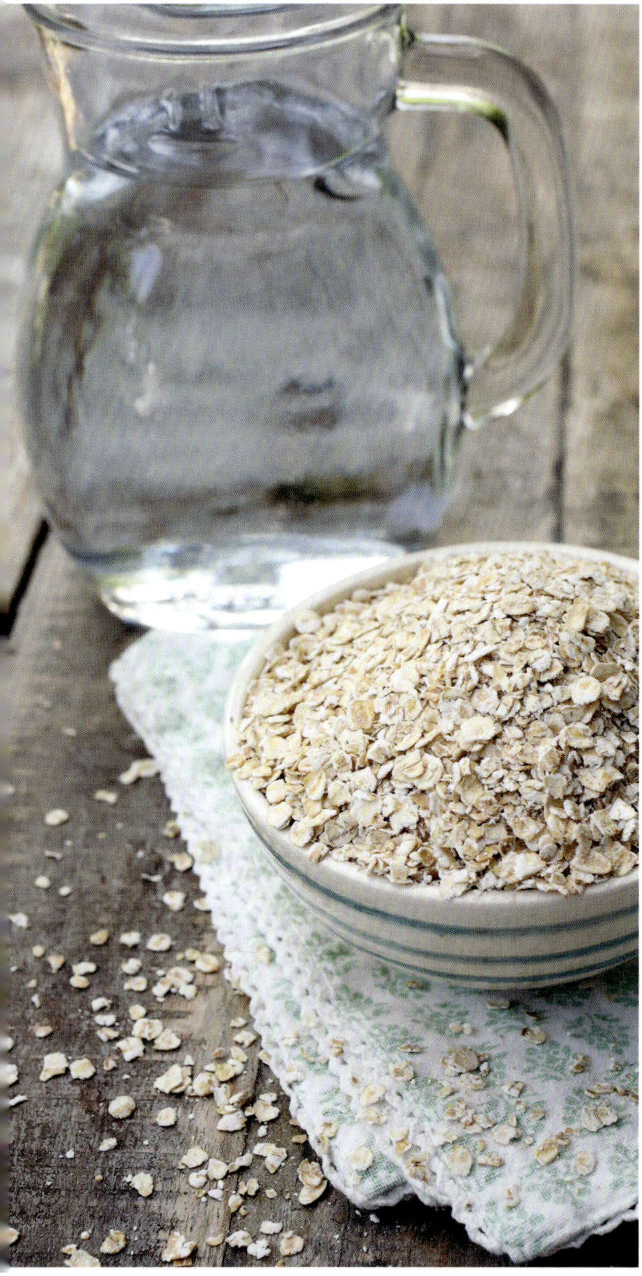

Schleimfasten schützt bereits angegriffene Schleimhäute im Magen und Darm.

Für wen geeignet?

Empfehlenswert für Menschen, die im Urlaub in geselliger Runde fasten möchten. Nicht geeignet für Alkoholkranke, leber- und nierengeschädigte Menschen.

Therapeutischer Nutzen

Nur eingeschränkt empfehlenswert. Die positive Wirkung von Trockentagen ist medizinisch nicht begründbar, ebensowenig das Verabreichen von Wein.

SCHLEIMFASTEN – GUT FÜR DEN MAGEN

Zu den vielen Variationen des therapeutischen Fastens zählt das Schleimfasten. Es schont und schützt bereits angegriffene Schleimhäute im Magen und Darm. Diese Methode kann daher eine Option für ältere Menschen sein, die tendenziell zu dünnen Schleimhäuten neigen.

Das Fastenprogramm

5 Tage lang wird morgens und mittags aus Haferflocken und 1 l Wasser ein magenschonender dünner Porridge zubereitet, den die Fastenden über den Tag hinweg „verspeisen". Alternativ kann statt Hafer auch Reis-, Leinsamen- oder Buchweizenschleim verwendet werden. Abends gibt es eine klare Gemüsebrühe. Die Schleimkur endet mit 3 Aufbautagen.

Für wen geeignet?

Für magenempfindliche Menschen, die durch Säfte und Fruchtsäure Magenbeschwerden bekommen. Eine medizinische Unterstützung durch eine Ärztin ist in den meisten Fällen sinnvoll.

Therapeutischer Nutzen

Läsionen der Schleimhäute im Magen-Darm-Trakt sollen verhindert werden.

INTERVALLFASTEN – FÜR JEDEN TAG

Intervallfasten (auch intermittierendes Fasten) ist eine populäre Fastenform, bei der zu bestimmten Uhrzeiten auf Nahrung verzichtet wird. Als Erfinder gilt der britische Journalist Michael Mosley (* 1957). Mosley selbst litt an einer Diabetes Typ 2-Vorstufe und verlor nach eigenen Angaben zufolge 9 kg Gewicht in 3 Monaten.

Das Fastenprogramm

Das ursprüngliche Fastenprogramm von Mosley war eine 5:2-Diät: An 5 Tagen wurde gegessen, an 2 Tagen gefastet. Heute gibt es weitere und noch moderatere Fastenkonzepte. Am beliebtesten ist die 16:8-Methode. Die Nahrungsaufnahme findet täglich innerhalb von 8 Std statt, also zum Beispiel zwischen 12 Uhr mittags und 20 Uhr abends. Diese Variante ist besonders alltagstauglich, da ein Teil der Fastenzeit verschlafen wird. 16 Std Nahrungskarenz gelten als Minimum für den Anstoß der Autophagie.

Für wen geeignet?

Für alle, die sich allmählich an die Grenzerfahrung des Fastens herantasten möchten. In Absprache mit der Ärztin oft auch geeignet bei schwerwiegenden Grunderkrankungen. Lässt sich leicht und unkompliziert in den Berufs- und Familienalltag integrieren.

Therapeutischer Nutzen

Zur Vorbeugung von Herz-Kreislauf-Erkrankungen oder Stoffwechselerkrankungen wie Diabetes Typ 2. Eignet sich zur Gewichtsabnahme, wenn man es dauerhaft durchführt.

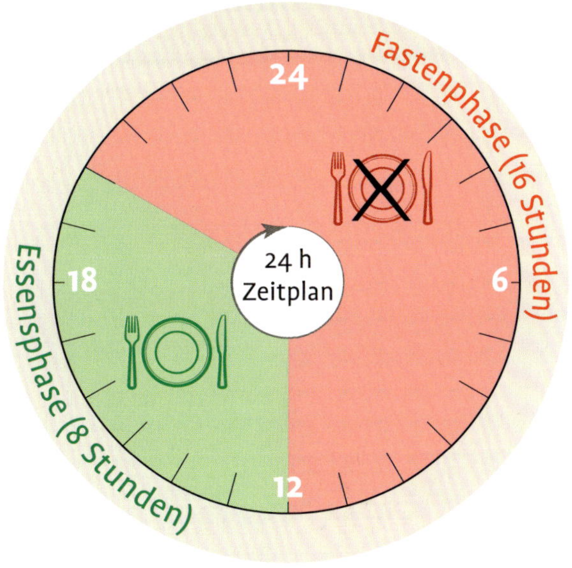

Gut in den Alltag zu integrieren und entsprechend beliebt: die 16:8-Variante des Intervallfastens.

WEITERE FASTENMETHODEN

Neben den zuvor vorgestellten gibt es noch zahlreiche andere Fastenmethoden. Beispielsweise das eiweißergänzte Fasten, welches Quark oder Buttermilch beinhaltet. Eiweißgaben können bei Menschen mit wenig Muskelmasse durchaus sinnvoll sein. Diese Überlegung muss jedoch mit der behandelnden Ärztin geklärt werden. Nicht mehr zeitgemäß ist das Wasserfasten, da hier keine Basen zugeführt werden, es zu Säurefluten kommt und auch die Gefahr einer Dehydration besteht.

Tipps für erfolgreiches Fasten

Für viele Menschen gehört Fasten zu einem gesunden Lebensstil, und der Trend zum Fasten ist ungebrochen. Die in diesem Ratgeber zusammengestellten Fastentipps sollen Ihnen helfen, den Fastenalltag zu erleichtern. Der Verzicht auf Nahrung stellt den Körper zwar auf den Kopf, befreit ihn aber auch von zahlreichen „Schlacken" und hält fit und jung.

DIE IDEALE FASTENZEIT

Grundsätzlich kann das ganze Jahr über gefastet werden. Besonders beliebte Fastenzeiten sind das Frühjahr und der Herbst. Das hat zum einen mit dem christlichen Kontext zu tun. Das Fasten im Frühjahr ist aber auch von medizinischer Bedeutung, wenn es nach der Winterruhe darum geht, den „Frühjahrsputz" im Körper anzukurbeln. Die ersten Sonnenstrahlen lassen die Natur aus dem Tiefschlaf erwachen und auch für uns heißt es: Raus aus dem Wintermodus!
Heilfasten im Herbst weckt neue Energie und kann gegen Leistungsknick und Stimmungstiefs helfen. Weniger Sonnenstunden und kühlere Temperaturen im Herbst können die Gemütslage aus dem Gleichgewicht bringen und auch den Stoffwechsel träge machen. Heilfasten kann die Produktion genau jener Hormone anregen, die stimmungsaufhellend und leistungsfördernd sind.

DER ÄUSSERE RAHMEN

Wer fastet, sollte eine Zeit wählen, in der es ruhiger zugeht. Ganzheitliches Fasten sollte im Abseits vom Alltag geschehen. Wenn Sie gerade beruflich oder privat stark eingebunden sind, ist Fasten meist nicht sinnvoll. Ich empfehle daher, sich eine Woche frei von Verpflichtungen und Arbeitsterminen zu nehmen. Viele beginnen mit dem Fasten an einem Freitag, dann fällt die eher schwierige Anfangsphase auf Samstag und Sonntag. Jede Art von Stress schadet dem fastenden Organismus. Das biblische Bild des „In-die-Wüste-Gehens" kann zeitgemäß mit Abgeschiedenheit, Ruhe und Stille verglichen werden. Einige Menschen fühlen sich wohler, wenn sie sich in ihre „Höhle" zurückziehen können, für andere ist das Fasten in einer kleinen Gruppe wohltuend. Wichtig ist auch, die Zutaten für die Fastenspeisen im Vorfeld einzukaufen und die Materialien für Einlauf, Wickel oder Massagen griffbereit zu haben.

DIE PASSENDE FASTENART FINDEN

Jeder Mensch ist anders, und zudem gibt es zahlreiche Formen des Fastens. Umso wichtiger ist es daher, die individuell richtige Fastenart (siehe auch ab Seite 27) zu finden. Das eigentliche Fasten sollte nicht mehr als eine Woche dauern. Vor allem wenn Vorerkrankungen bestehen, sollten Sie vor einer Fastenkur mit Ihrer Heilpraktikerin oder Ärztin sprechen, ob Fasten sinnvoll ist und welche Fastenarten für Sie infrage kommen. In diesem Ratgeber finden Sie einen Fastenplan, der an die Prinzipien von Dr. Otto Buchinger und die Hildegard von Bingen-Fastenpläne angelehnt

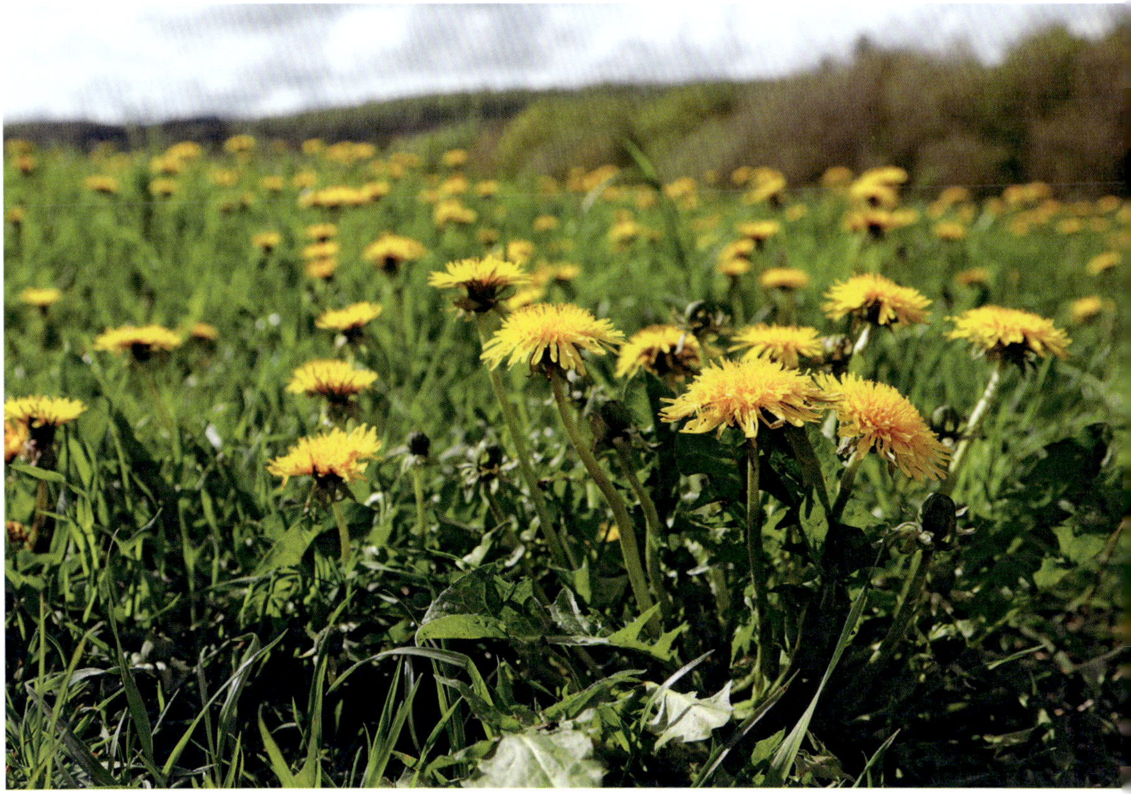

Fasten ist Frühjahrsputz für den Körper.

ist. Bei auftretenden Beschwerden erfahren Sie eine Reihe nützlicher Tipps, Kräuter-Teerezepte und naturheilkundliche Anwendungen.

BEWEGUNG – RAUS IN DIE NATUR

Bewegung ist beim Fasten unverzichtbar. Wichtig ist diese täglich, rund 1 Std oder mehr – je nach Konstitution und Kondition. Machen Sie leichtes Ausdauertraining, Wanderungen, leichte Radtouren, Yoga oder leichtes Krafttraining. Wichtig ist es, sich nicht zu verausgaben. Ein Spaziergang an der frischen Luft vereint mehrere Vorteile. Er verbessert die Sauerstoffaufnahme, reinigt die Schleimhäute in den Bronchien und versorgt bei Sonnenschein den Körper mit dem wichtigen Vitamin D. Gleichzeitig wird das Herz-Kreislauf-System stabilisiert und man kann dem gefürchteten Abbau von Muskelmasse während des Fastens entgegenwirken. Durch Bewegung wird mehr Fett verbrannt und gleichzeitig Körperwärme erzeugt. Außerdem sorgt Bewegung einfach für ein gesteigertes Wohlbefinden. Trotz alledem heißt es, die richtige Balance zwischen Bewegung und Entspannung zu finden.

Kräuter zu sammeln lässt Sie mit wachen Augen durch die Natur gehen.

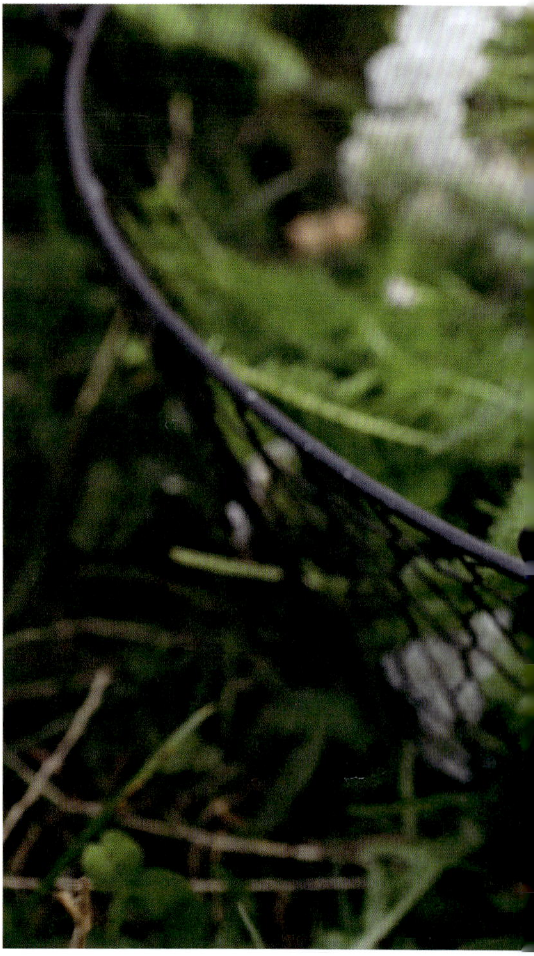

DIE LUNGE

Sie ist nach dem Darm das Organ mit der zweitgrößten Oberfläche und verfügt über ein wirkungsvolles Reinigungssystem. Im Aufbau ähnelt die Lunge einem Baum, der auf dem Kopf steht:
Von der Luftröhre gehen rechts und links zu den beiden Lungenflügeln zwei Äste ab, die Hauptbronchien, die sich in immer dünnere Bronchien verzweigen und an deren Enden Lungenbläschen sitzen. In den feinsten Verästelungen der Lunge erledigen ungefähr 300 Millionen winzige Lungenbläschen den Gasaustausch. Damit ermöglicht die Lunge die Atmung und sorgt dafür, dass der Sauerstoff aus der Atemluft in das Blut und damit in den gesamten Körper gelangt. Gleichzeitig entsorgt sie Kohlendioxid, das als Abfallprodukt im Körper anfällt. Um den eigenen Körper mit ausreichend Sauerstoff zu versorgen, muss ein erwachsener Mensch jeden Tag 10 000–20 000 l Luft ein- und ausatmen. Während des Fastens entstehen Ketonkörper, die der Körper über die Lunge, aber auch über den Urin entsorgt. Oft kann ein süßlicher Acetongeruch nach 3–4 Tagen des Fastens in der Ausatemluft wahrgenommen werden. Die beste Möglichkeit, die Lungentätigkeit zu erhöhen und die Lunge zu reinigen, ist Bewegung an der frischen Luft. Bewegungsmangel, belastete Luft, Rauchen, zu flaches Atmen und Stress schaden hingegen dem Organ.

MEIN PERSÖNLICHER FASTEN-TIPP: FASTENKRÄUTER SAMMELN

Verbinden Sie Ihre täglichen Spaziergänge mit Kräutersammeln. Diese alte Tradition bringt uns wieder in mehr Kontakt mit der Natur, und es entschleunigt den Tag. Sammeln Sie an trockenen Tagen an unbelasteten Feld-, Wald- und Wiesenrändern, an Hecken, Bachufern, Waldlichtungen und natürlich auch im eigenen Garten. Zur Sammelausrüstung gehören ein flacher

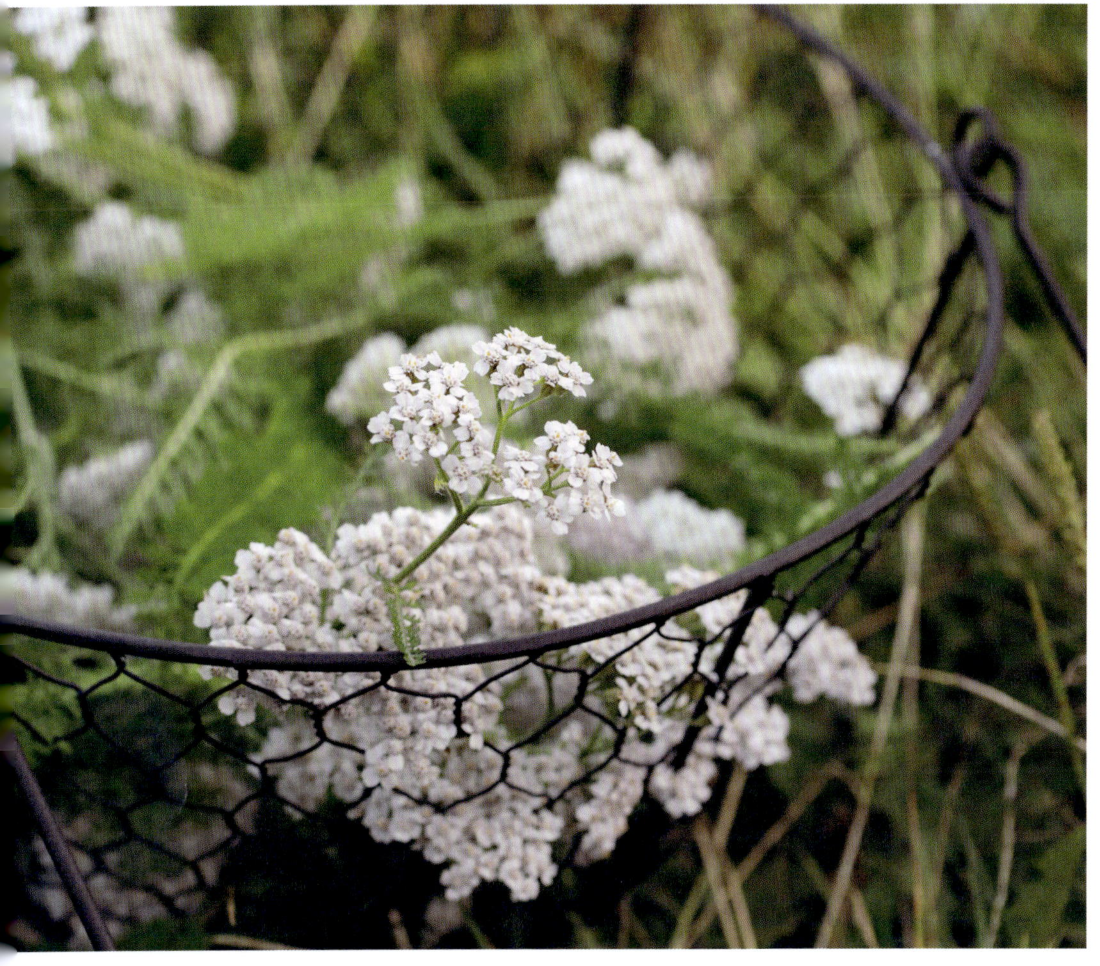

Korb, ein Messer, evtl. auch ein Bestimmungsbuch. Die Menge soll den Eigenbedarf decken.
Gut zu wissen: Die Kräuter sind wirksamer, wenn sie zum richtigen Zeitpunkt geerntet wurden. Aus einem alten Kräuterbuch stammt folgender Hinweis zum Sammeln: „*In summa* so soll man alle Blüten sammeln, ehe sie abfallen und die Frucht, wenn sie zeitig wird, die Samen, wenn sie dürr werden, den Saft und das Kraut soll man sammeln und ausdrücken, derweil die Kräuter noch grün und saftig sind". Getrocknet wird auf einem sauberen Leinentuch, einem Holzrahmengestell, im Dörrautomaten (bei weniger als 45 °C) oder büschelweise aufgehängt als Kräuterstrauß.
Ausführliche Hinweise zu Fastenkräutern und nützlichen Heilpflanzenanwendungen finden Sie ab Seite 64. Mit den Zubereitungen können Sie mögliche Fastenbeschwerden besser bewältigen oder den charakteristischen Geschmack einfach nur genießen.

Kräuter für die Fastentage im Frühjahr

Jetzt ist der richtige Zeitpunkt, um den Stoffwechsel auf Trab zu bringen und angesammelten Ballast abzuwerfen. Auch die Natur erwacht, und Wildkräuter wachsen an jeder Ecke. Sie versorgen uns mit wichtigen Vitaminen und Mineralstoffen, regen den Stoffwechsel an und helfen dem Körper zu entschlacken und zu entgiften. Hier kommen meine Top 10 der essbaren Wildpflanzen für die Fastentage im Frühjahr.

- Löwenzahn – Blätter und Wurzeln entgiften
- Gundermann – stoffwechselanregend
- Brennnessel – Triebe für Salat und Tee
- Gänseblümchen – Anwendung bei Hautproblemen
- Giersch – junge Blätter verhindern Gichtanfälle
- Schafgarbe – Bestandteil des Leberwickels
- Sauerampfer – wenige Blätter für den Smoothie
- Vogelmiere – Vitamin C-Lieferant
- Bärlauch – räumt auf mit Parasiten und Bakterien
- Veilchen – pflegen die Haut

MEIN EXTRA-TIPP

Ende Juni steht die Sonne am höchsten. Wer generell zu melancholischen Gedanken tendiert, beim Fasten zu Gliederschmerzen oder Schlafstörungen neigt, sollte sich bereits ab Juni für die nächste Fastenzeit nach folgenden Kräutern umschauen:

- Johanniskraut – ein mildes Antidepressivum
- Kamille – Zusatz für den Einlauf
- Baldrian – Blüten bei Schlafstörungen

Kräuter für die Fastentage im Herbst

Auch wenn sich ab September die Natur langsam zurückzieht, gibt es immer noch wilde Kräuter in der Natur. Sammeln Sie an schönen, goldenen Tagen. Einige Pflanzen treiben zum zweiten Mal aus.

- Löwenzahn – junge Blätter und Wurzeln
- Brennnessel – junge Triebspitzen
- Schafgarbe – unentbehrlich für den Leberwickel
- Hagebutten – stärken das Immunsystem
- Spitzwegerich – befreit von Schleim
- Ringelblume – Kräuterzusatz für Einlauf und zur Hautpflege
- Ackerstiefmütterchen – bei Hautproblemen
- Vogelmiere – schleimlösend und hustenstillend

RUHEPHASEN, MEDITIEREN

Um Ihren Körper beim Fasten nicht zu überfordern, sollten Sie ihm ausreichende Ruhephasen gönnen. Viele kommen nach der Mittagszeit während des Leberwickels zur Ruhe oder gönnen sich dann ein Mittagsschläfchen. Fastenexperten empfehlen zudem, dass die Nachtruhe während des Fastens bereits ab 22 Uhr beginnen soll. Idealerweise wird ein ganzheitliches Heilfasten kombiniert mit Entspannungsübungen, der Wendung nach Innen, spiritueller Praxis oder Meditation. Fasten und Meditation gehen im Hinblick darauf Hand in Hand. Bei einer geführten Meditation (CDs gibt es im Handel) wird es Ihnen gelingen, Ihren Geist zur Ruhe kommen zu lassen und angesammelten Stress von sich abzuschütteln. Während Ihr Kopf ganz frei wird, kommen Sie endlich in der Entspannung an und werden ganz neue Erkenntnisse über sich selbst und das Leben gewinnen. Meditieren und Fasten bringen Ihren Körper, Ihren Geist und Ihre Seele wieder in Einklang.

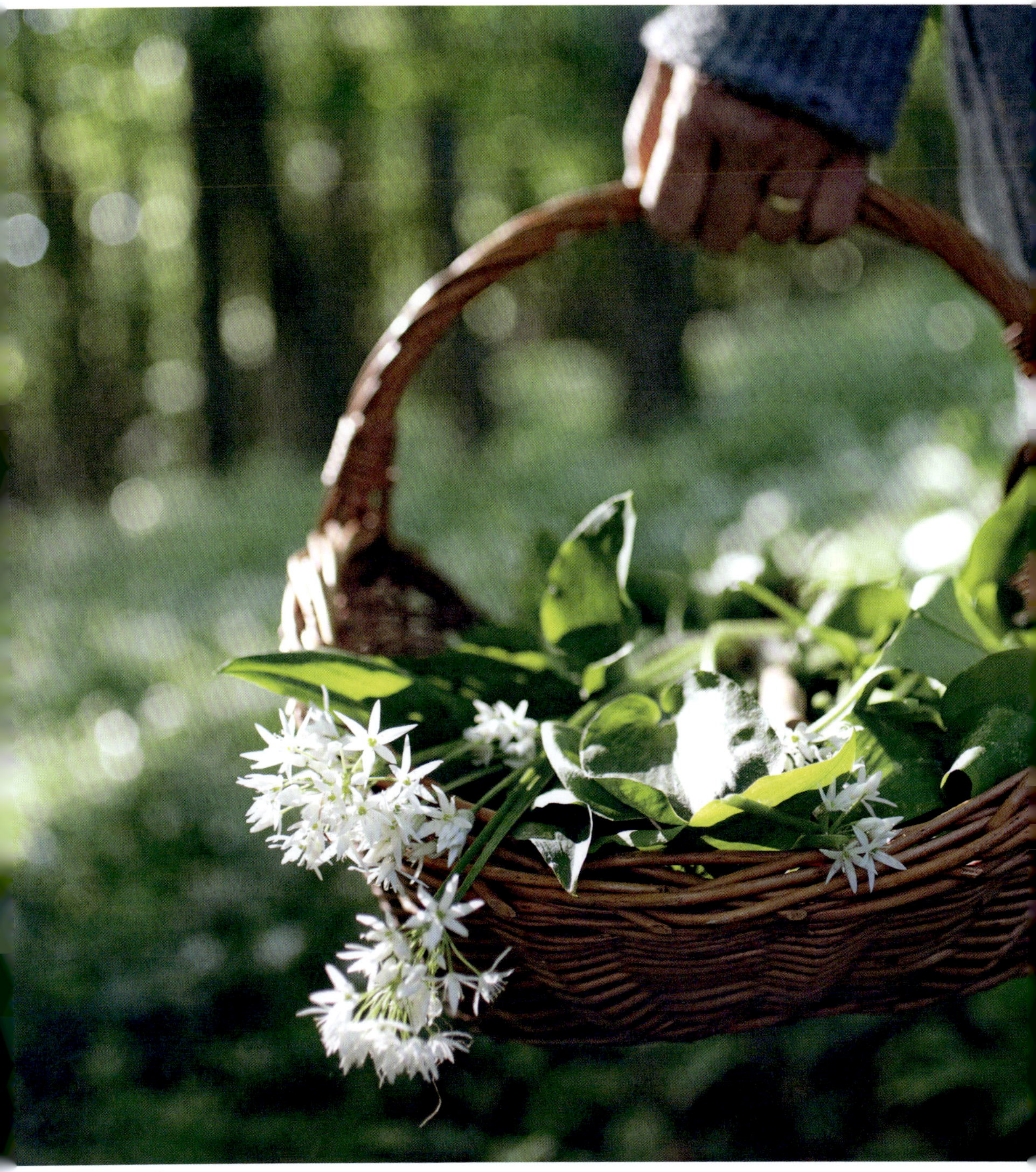

Bärlauch gehört zu den Top 10 der essbaren Fastenkräuter im Frühjahr.

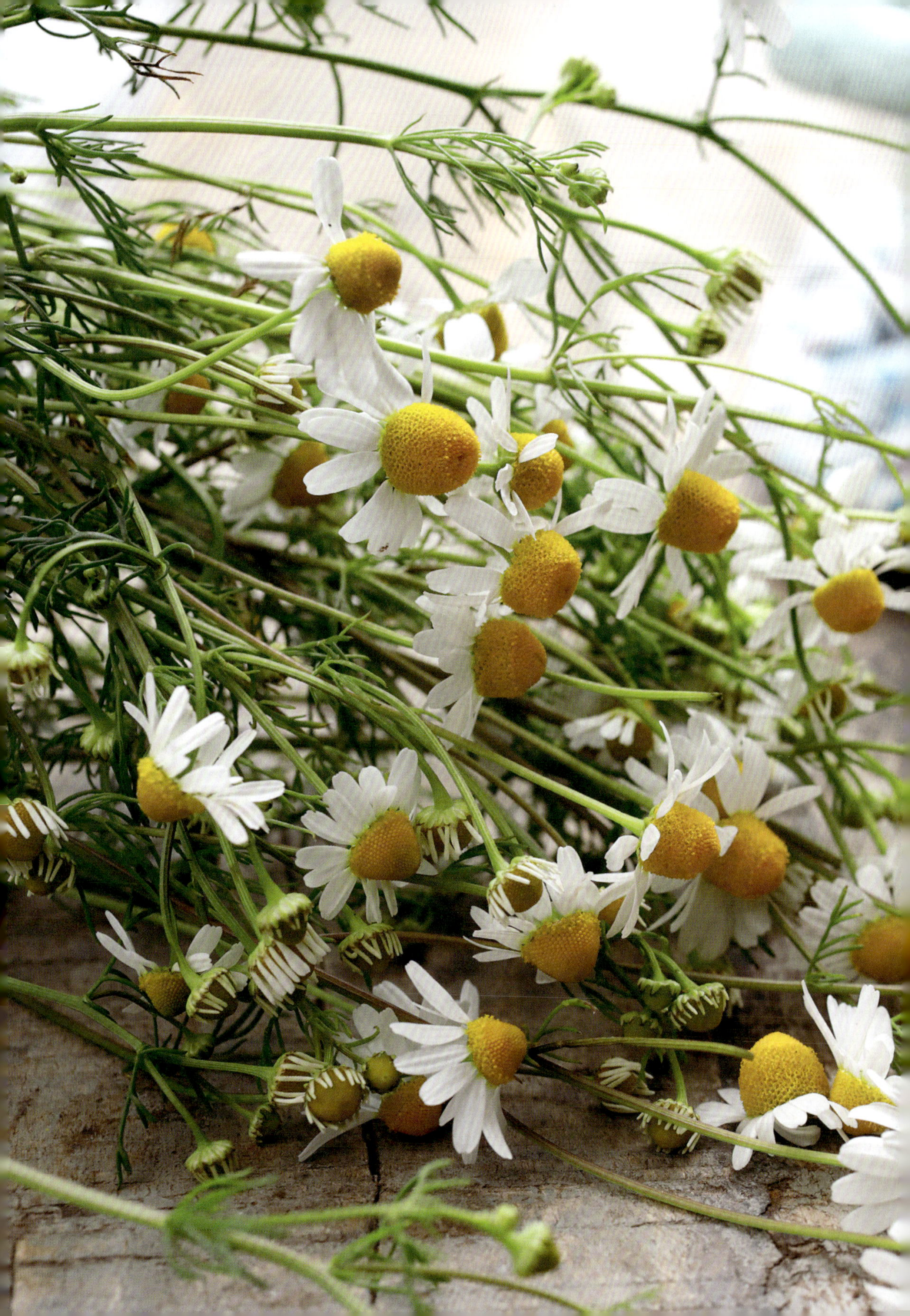

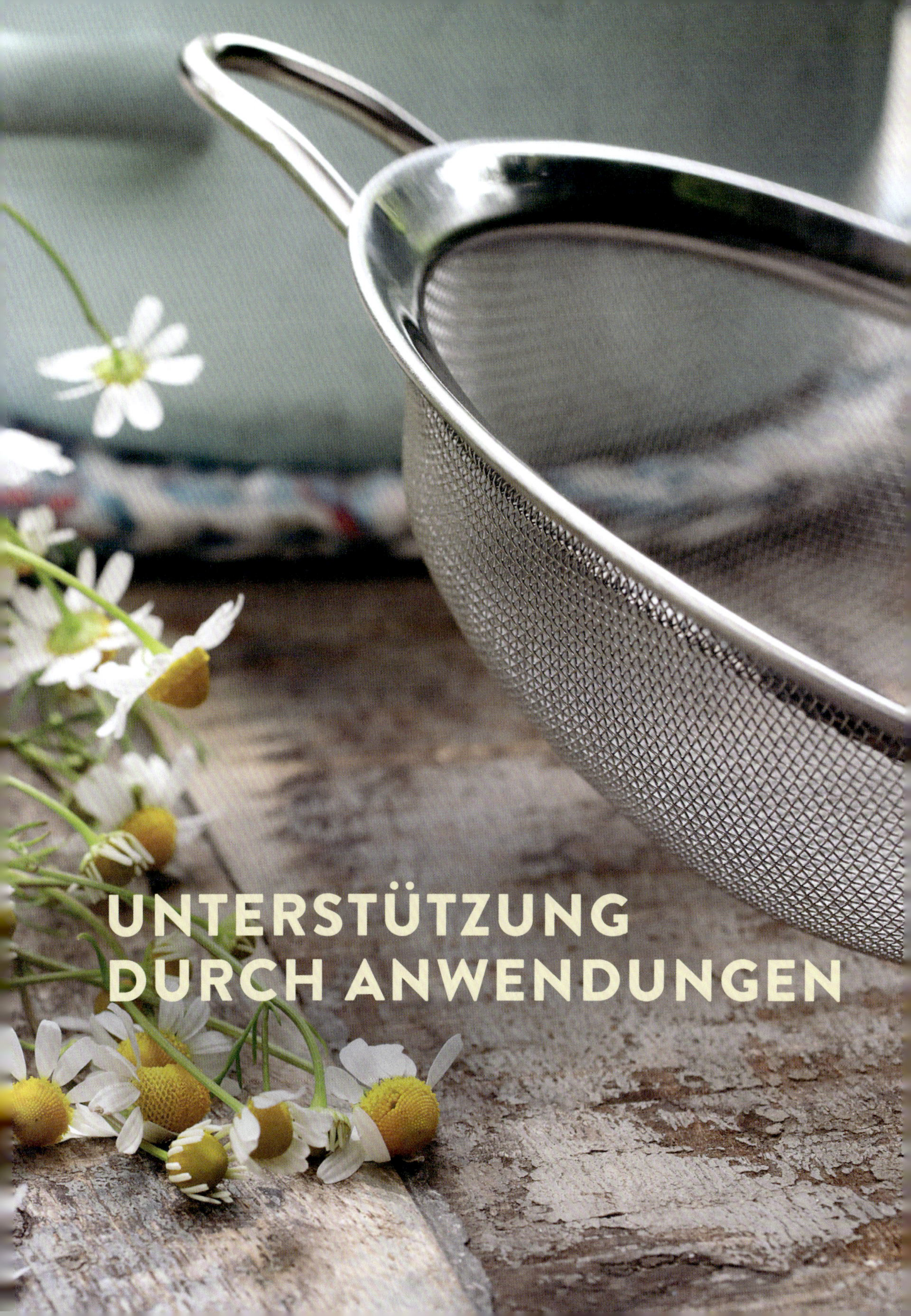

UNTERSTÜTZUNG DURCH ANWENDUNGEN

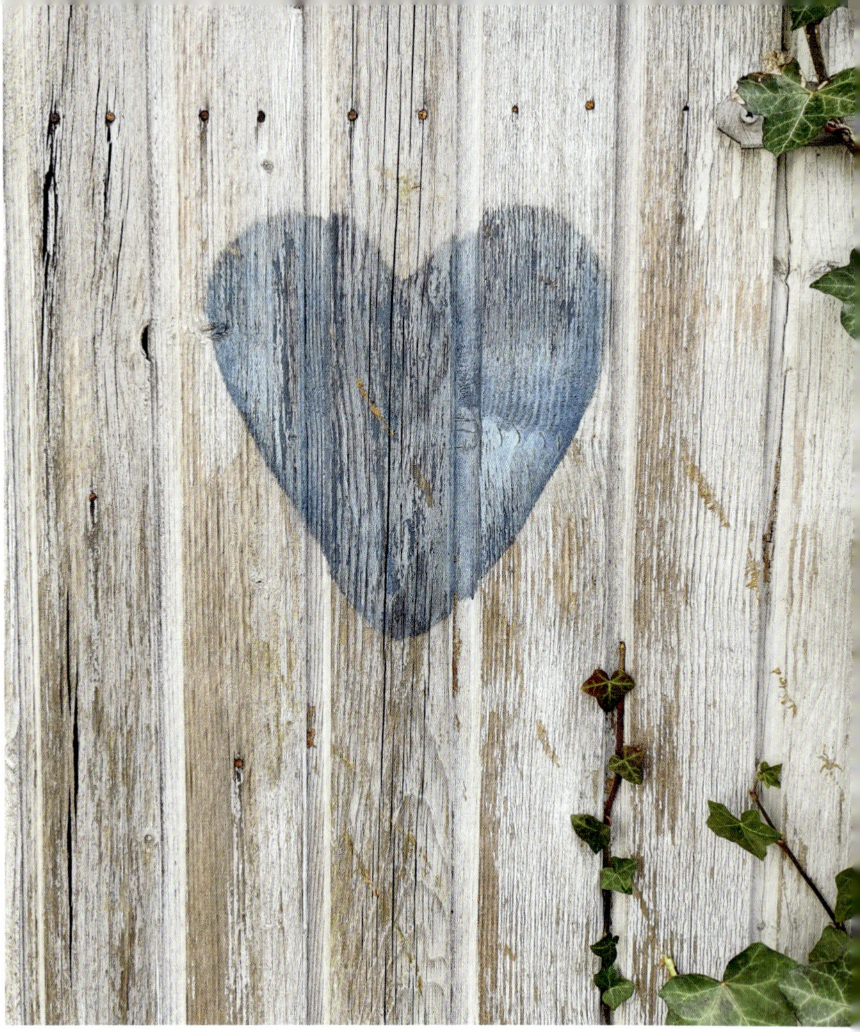

Während des Fastens können sich viele Strukturen Im Darm erholen.

Den Körper gezielt entlasten

Fasten wird erst dann richtig erfolgreich, wenn unterstützende Anwendungen in den Fastenablauf mit einbezogen werden. Zum Heilfasten gehört traditionell auch, Ihren Körper dabei zu unterstützen, Giftstoffe auszuscheiden. Bestimmte praktische Anwendungen aus der Naturheilkunde sollen die Funktion der Ausscheidungsorgane fördern. Die Ausscheidung von Schad-, Abfall- oder Giftstoffen aus dem Körper erfolgt überwiegend über Darm, Leber und Nieren, aber auch über die Haut und die Lunge. Ebenfalls für die Reinigung ist die Lymphflüssigkeit zuständig. Grundsätzlich gilt: Sind Leber und Nieren überlastet, müssen Lunge und Haut mehr arbeiten. Das sieht man dem Erscheinungsbild der Haut auch durch Hautunreinheiten an, und Kranke verströmen bekanntlich unangenehme Gerüche über die Atemluft. Daher ist es sinnvoll, denn Organismus während des Fastens gezielt zu entlasten.

Die Darmreinigung – unbelastet durch die Fastenzeit

In der Fastenzeit hat der Darm die Möglichkeit, sich auf mehreren Wegen zu regenerieren. Durch fehlende feste Nahrung wird kaum Energie für die Verdauungsarbeit gebraucht. Etwa ein Drittel der Körperenergie wird außerhalb der Fastenzeit für die Verdauung der Nahrung benötigt. Im Laufe eines 75-jährigen Lebens reisen etwa 30 Tonnen Nahrung und 50 000 l Flüssigkeit durch den Darm, mit ihnen zahllose Krankheitserreger und Giftstoffe. Eine anspruchsvolle Aufgabe also, und somit erschließt es sich, dem Darm auch mal eine Auszeit zu gönnen. So können sich viele Strukturen im Darm erholen – etwa das darmeigene Immunsystem. Die Kraft des Immunsystems ist um ein Drittel stärker während der Fastenzeit. Sie brauchen sich auch keine Sorgen zu machen, dass das Mikrobiom während des Fastens oder Abführens verloren geht. Der Einlauf (siehe S. 48) ist die schonendste Art des Abführens und die Bakterienvielfalt erhöht sich sogar während der Fastenzeit. Man nutzt also die Fastenzeit, um die Dinge zu regenerieren, die sonst nicht geheilt werden. Krankheiten können so von innen heraus therapiert werden. Egal, ob sie bereits ausgebrochen sind oder nicht. Denn von manchen Beschwerden, die bereits am Anlaufen sind, wissen wir ja noch nichts. Deshalb sollten wir eine Hochachtung davon haben, was der Körper während des Fastens im Inneren alles leistet.

DIE BEDEUTUNG DER DARMREINIGUNG

Eine gründliche Entleerung des Darms zu Beginn und während der Fastentage ist wichtig und sollte jeden zweiten Tag durchgeführt werden. Das hat gleich mehrere Vorteile. Je gründlicher der Darm entleert ist, desto weniger Hungergefühl entsteht, was das Fasten leichter und erfolgreicher machen kann. Zudem können verweilende Nahrungsreste im Darm zu Gärungs- oder Fäulnisprozessen und damit zu Blähungen und unangenehmen Darmgasen führen. Der größte Teil der toxischen Darmgase geht jedoch in den Blutkreislauf über und kann ursächlich für Kopfschmerzen, Müdigkeit oder Gelenkbeschwerden verantwortlich sein. Pilze im Darm kommen eigentlich bei jedem Menschen vor, und sie sind zunächst einmal nicht schädlich. Ist das Immunsystem jedoch durch Krankheiten, Antibiotika und Mangelernährung geschwächt, kann es sein, dass sich Pilze (insbesondere Hefepilze der Gattung Candida) massenhaft ausbreiten und die Schleimhäute schädigen. Da sich Hefepilze von zuckerhaltigen Lebensmitteln miternähren, entzieht ihnen das Fasten die Nahrungsgrundlage.
Bitte geben Sie sich nicht der Illusion hin, dass ein belasteter Dickdarm mit einer Fastenkur geheilt ist. Zumal wenn er jahre- oder jahrzehntelang überlastet war mit falscher Nahrung und/oder einer bakteriellen Fehlbesiedelung. Dazu werden viele Fas-

DER DARM

Der menschliche Darm ist ein etwa 7,5 m langer gewundener Muskelschlauch. So ganz grob entfallen 6 Meter auf den Dünndarm und noch einmal 1,5 m auf den Dickdarm. Die Muskeln in der Darmwand treiben den Speisebrei voran. Enzyme verdauen den Nahrungsbrei weiter, und der Dünndarm nimmt die gewonnenen Nährstoffe auf. Damit diese aufgenommen werden können, braucht es eine große Oberfläche. Daher ist die Darmwand wie eine Ziehharmonika gefaltet (die typischen Strukturen im Dickdarm, die für diesen Effekt sorgen, heißen Haustren; zudem vergrößern sogenannte Mikrovilli und im Dünndarm Zotten die Resorptionsfläche enorm). So wird eine Oberfläche von rund 400 m^2 erreicht. Der Dickdarm entzieht dem Nahrungsbrei viel Wasser sowie Salze und dickt ihn zu Stuhl ein. Dabei wird diesem Schleim zugefügt, damit er gleitfähig wird. Doch der Dickdarm ist mehr als ein „Resteverwerter“. Im Dickdarm leben etwa 99 % unserer Bakterien – die Fachwelt spricht vom Mikrobiom, viele kennen den Begriff Darmflora. Experten schätzen die Anzahl der Mikroorganismen auf rund 100 Billionen Bakterien. Wie in einem Bioreaktor spalten sie hier mit Enzymen Nahrungsreste, die den Dünndarm unverdaut passiert haben, und produzieren auch die Vitamine B und K. Ständig muss sich der Darm entscheiden, welche Stoffe aufgenommen und welche ausgeschieden werden. Das ist Schwerstarbeit, denn insbesondere Fremdeiweiße sind potenziell gefährlich für uns Menschen.

Darüber hinaus hat die Darmflora eine wichtige Rolle bei der Immunabwehr und verhindert, dass sich Krankheitserreger im Darm ausbreiten. Da sich rund 80 % aller aktiven Immunzellen in der Darmschleimhaut befinden, wird er auch als größtes Immunorgan bezeichnet und nimmt eine Schlüsselrolle in der Immunabwehr ein. Vom Darm aus gelangen sowohl die Immunzellen als auch ihre Botenstoffe über das Blut- und Lymphsystem weiter in den ganzen Körper – beispielsweise zu den Schleimhäuten der Atemwege oder der Haut. Nicht zuletzt sind um den Dickdarm auch Millionen von Nervenzellen angeordnet, die den Verdauungsprozess steuern. Das „Bauchhirn“ reagiert empfindlich auf Stress und Angst und kann Verstopfung, Krämpfe oder Durchfall auslösen.

tenkuren nötig sein. Doch auch die längste Reise beginnt mit einem ersten Schritt.

DARMENTLEERUNG – VERSCHIEDENE METHODEN

Nicht jede Darmentleerungsmethode ist für jede oder jeden gleich gut geeignet. Daher stelle ich Ihnen im Folgenden die beliebtesten Varianten mit ihren Vor- und Nachteilen vor. Meistens wissen Erwachsene selbst am besten, auf welche Substanzen sie unerwünschte Reaktionen bekommen und sie daher meiden sollten.

Abführen mit Salzen

Oft wird zwischen Bittersalz und Glaubersalz kein Unterschied gemacht. Der Unterschied besteht darin, dass Bittersalz ein Magnesiumsulfat und Glaubersalz ein

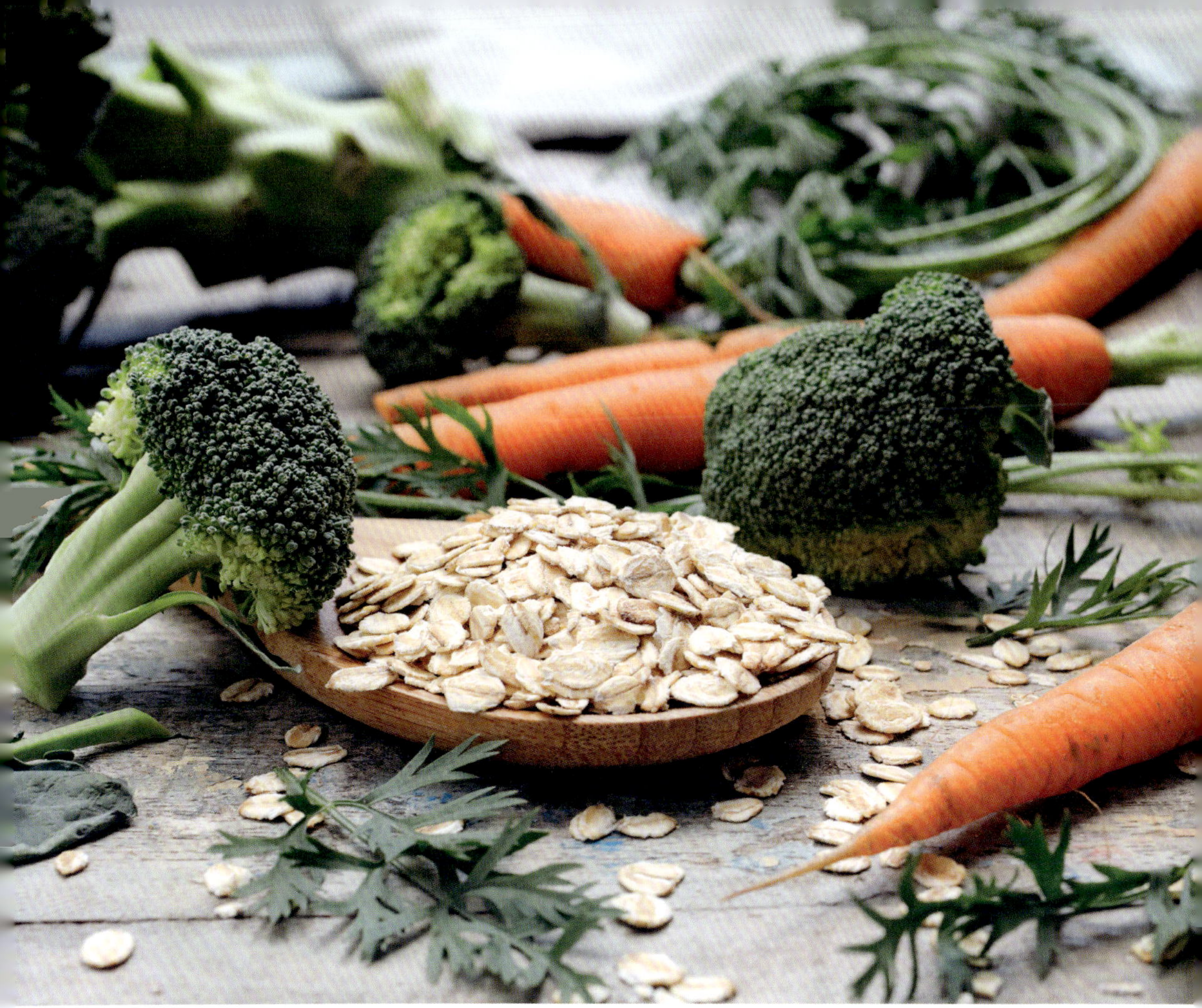

Ballaststoffreiches am Entlastungstag bringt die Verdauung in Schwung.

Natriumsulfat ist. Zudem wird die Wirkung von Glaubersalz als heftiger eingestuft. Nichtsdestotrotz haben beide Salze viele Gemeinsamkeiten. Es ist empfehlenswert, die Darmreinigung mit Salzen morgens oder vormittags durchzuführen, da die Wirkung 1–3 Std nach der Einnahme eintritt und mehrere Stunden andauern kann. Ein Schuss Orangen- oder Zitronensaft kann den strengen Geschmack der Salze etwas mildern. Abführsalze können bei wiederholtem Gebrauch zu einer Verschiebung des Salzhaushaltes (Elektrolytstörungen) führen, da mit dem großen und wässrigen Stuhlvolumen auch Natrium, Chlorid, Kalium und Wasser ausgeschwemmt werden.

GLAUBERSALZ Als Faustregel für die Dosierung von Glaubersalz gilt: Körpergewicht/2 in Gramm. Für einen Erwachsenen mit einem Gewicht von 70 kg entspricht das 35 g Glaubersalz. Diese Menge wird in 500 ml Wasser eingerührt und eingenommen.
Glaubersalz ist schnell wirksam, die Wirkung effektiv und heftig. Empfindliche Därme reagieren mit Krämpfen. Gerade für Erstfaster sind daher weniger starke Methoden empfehlenswert.

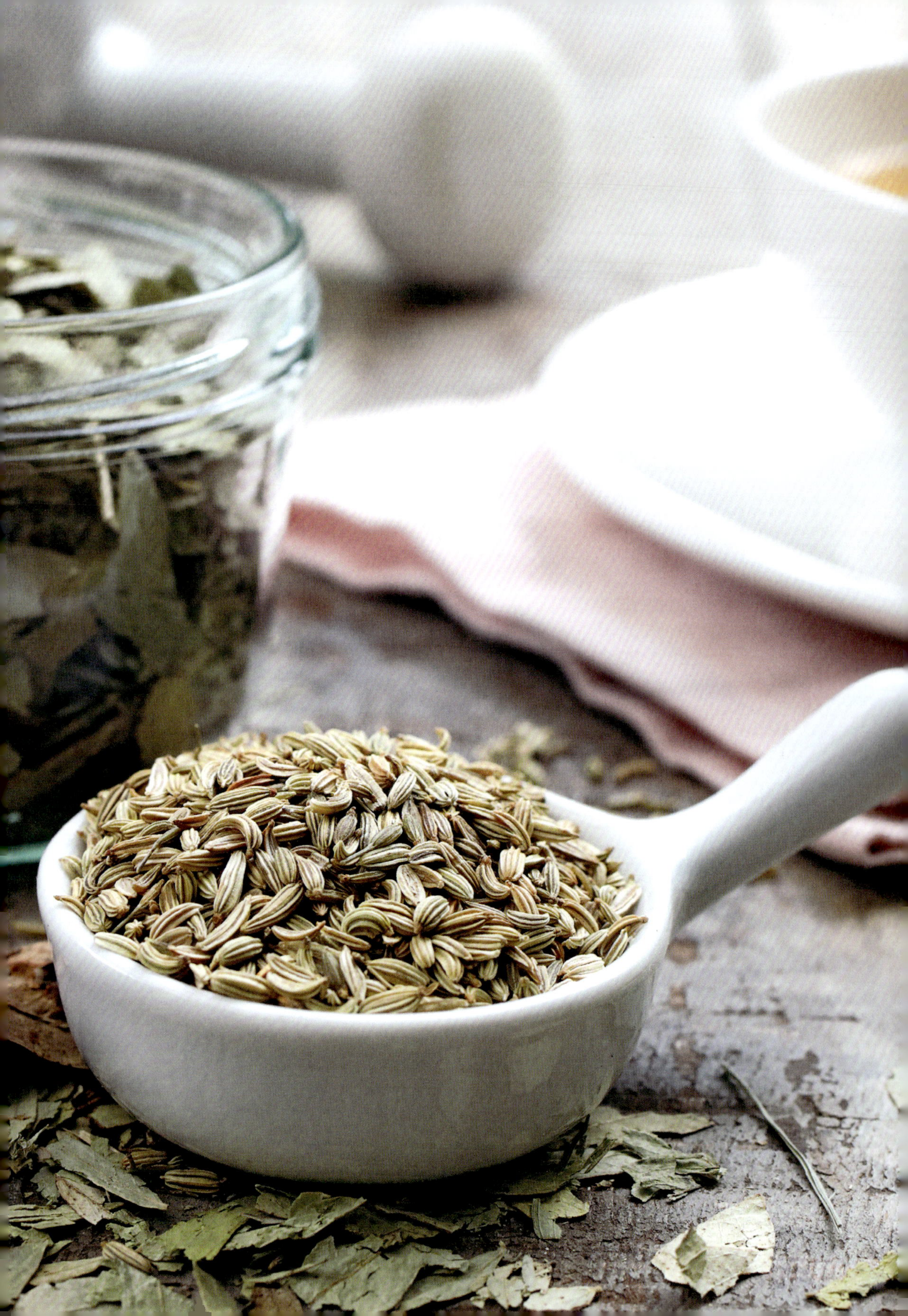

BITTERSALZ / F. X. PASSAGESALZ Für eine rasche Darmentleerung werden 25–30 g Bittersalz in 500 ml Wasser gelöst getrunken. Im Unterschied zu reinem Bittersalz werden dem F. X. Passagesalz Zusätze wie Orangenaroma, Zitronensäure und Saccharin-Natrium zugegeben. Der Geschmack ist dadurch angenehmer und die Lösung lässt sich leichter schlucken.
Die abführende Wirkung tritt nach mehreren Stunden ein. Bei einigen Personen kann Bittersalz jedoch zu Übelkeit, Kopfschmerzen und Bauchkrämpfen führen.

Ballaststoffreiche Pflanzen

Die mildeste Form des Abführens ist die mit Ballaststoffen. Diese Anwendungen reichen jedoch bei den meisten Menschen nicht aus. Ballaststoffe kommen in natürlicher Form fast ausschließlich in pflanzlichen Lebensmitteln vor. Alle Vollkornprodukte, Weizenkleie, Obst wie Äpfel oder Beeren, Hülsenfrüchte wie Bohnen, Linsen und Erbsen sind ballaststoffreich. Sie binden im Darm Wasser, dadurch wird der Stuhl weich, das Stuhlvolumen erhöht sich und die Verdauung kommt in Schwung. Die Transitzeit vom Mund bis zum Anus kann 24 Std dauern. Daher eignen sich ballaststoffreiche Anwendungen wie etwa mit Haferflocken und Gemüsen (Brokkoli, Rosenkohl, Karotten) auch nur am Entlastungstag, denn während des Fastens soll der Darm möglichst leer sein. Während der Fastentage kann eine Anwendung mit Pflaumensaft sinnvoll sein.
1–2 Gläser, am Morgen getrunken, können einen abführenden Effekt haben. Das Fruchtfleisch ist reich an Faserstoffen, eine weitere abführende Rolle spielt der Zuckeralkohol Sorbit. Aus entkernten Pflaumen lässt sich im Entsafter selbst Pflaumensaft herstellen.

Abführtee mit Fenchelfrüchten, Süßholzwurzel und Sennesblättern.

Füll- und Quellstoffe

Die Darmpassage kann bei Füll- und Quellstoffen 12–24 Std dauern. Unverdauliche Kohlenhydrate binden Flüssigkeit im Darm, quellen dadurch stark auf und üben so einen Stuhldrang aus. Im eigentlichen Sinn zählen Füll- und Quellstoffe nicht zu den Abführmitteln, sondern wirken stuhlregulierend und sind auch für eine längere Anwendung geeignet. Wichtigste Regel bei der Anwendung von Füll- und Quellstoffen: zusätzlich genug Wasser trinken. Leinsamen und Flohsamen zählen zu dieser Gruppe, wobei die Flohsamen deutlich mehr Wasser binden und somit eine größerer Quellkraft besitzen. Auch diese Anwendung sollte nur am Entlastungstag durchgeführt werden, um eine Darmfüllung während des Fastens zu vermeiden.

FLOHSAMEN Dabei handelt es sich um die Samen nicht-heimischer Wegericharten, sie sind aber botanisch mit unserem Spitz- und Breitwegerich verwandt. Sie können bei ausreichender Wasserzugabe mehr als das 40-fache ihres eigenen Gewichts an Wasser binden. Ihr Schleimstoffanteil liegt zwischen 10 und 12 %. Dieser legt sich wie eine schützende Schicht an die Darmwand und wirkt dort wie ein Gleitmittel.
Keine Anwendung mit Flohsamen sollte bei Verengungen im Magen-Darm-Trakt stattfinden. Bei Einnahme von Medikamenten beachten, dass diese mit resorbiert werden. Deshalb vom Arzt verordnete Medikamente 60 min später einnehmen.
1 TL (circa 5 g) Flohsamenschalen mit mindestens 100 ml kaltem Wasser 10 min

vorquellen lassen, Saft ½ Zitrone zugeben und einnehmen. Danach 2 Gläser Wasser nachtrinken.

HANDELSPRÄPARAT:
Mucofalk Apfel / Orange / Fit (Dr. Falk)

Stimulierend wirkende Abführmittel

Bestimmte pflanzliche Inhaltsstoffe werden unter dem Begriff Anthranoide zusammengefasst. Ihr Wirkmechanismus ist nicht wie bei den Quellstoffen physikalisch, sondern chemisch bedingt. Im Dickdarm wirken sie auf die glatte Muskulatur und erhöhen das Einströmen von Wasser und Elektrolyten in den Darm. Zu den verträglichsten Pflanzen dieser Gruppe gehört die Rhabarberwurzel, gefolgt von der Faulbaumrinde, Sennesfrüchten und -blättern sowie Aloeblättern. Anthranoide eignen sich zur kurzfristigen Behandlung (maximal 8–10 Tage) einer Verstopfung und zur vollständigen Darmentleerung. Diese Wirkstoffe sind unter anderem als Tee, Sirup, Granulat oder Tabletten im Handel. Die Wirkung tritt nach etwa 8–10 Std ein, daher sollte die Einnahme abends erfolgen. Bei Zubereitungen in Form von Tee bitte darauf achten, dass dieser nicht zu heiß (circa 80 °C genügen) überbrüht wird, da es sonst zu einer schlechteren Magenverträglichkeit kommt.

MILD ABFÜHRENDER TEE

> 15 g Rhabarberwurzel
> 15 g Anisfrüchte, frisch angestoßen
> 15 g Kümmelfrüchte, frisch angestoßen

1 TL der Mischung mit 250 ml heißem Wasser überbrühen, den Tee abdecken, 10 min ziehen lassen und schluckweise abends vor dem Schlafengehen trinken.

STÄRKER WIRKENDER ABFÜHRTEE
Auch bei Neigung zu Krämpfen

> 15 g Sennesblätter
> 15 g Fenchelfrüchte, frisch angestoßen
> 15 g Süßholzwurzel

1 TL der Mischung mit 1 Tasse heißem Wasser bis zum Sieden erhitzen, danach abseihen. Abends 1 Tasse davon trinken.

HANDELSPRÄPARATE:
Sidroga Abführtee-Sennesblätter N, Planta Lax Tee (Mag. Hoeveler)

Der Einlauf

Der Einlauf ist nach wie vor die schonendste und effektivste Art der Darmpflege und keineswegs antiquiert. Er verursacht kaum Nebenwirkungen wie Wasser- oder Elektrolytverluste. Am einfachsten wird der Einlauf mit einem Irrigator oder einem faltbaren Reiseirrigator durchgeführt, bestehend aus Flüssigkeitsbehälter, Schlauch und einem Darmrohr mit Ventil. Alle Teile können nach Gebrauch mit Seifenwasser gereinigt werden, das Darmrohr kann auch kurz ausgekocht werden.
Der Irrigator ist für hohe Einläufe gedacht, das heißt man nutzt die Schwerkraft, um eine wohltemperierte Flüssigkeit mit kontrolliertem Druck in den Enddarm des Anwenders zu bekommen. Die ideale Einlauftemperatur liegt zwischen 30 und 35 °C, bei sehr kälteempfindlichen Menschen ist eine Wassertemperatur bis zu 37 °C empfehlenswert. Bitte überprüfen Sie die Temperatur immer vor der Anwendung mit der Hand. Kaltes Wasser kann Kreislaufreaktionen, zu heißes Wasser Schäden an

den Schleimhäuten verursachen. Das Irrigatorgefäß hat zur Befestigung eine Aussparung am oberen Rand und ist so geformt, dass es sich sicher aufhängen lässt. Die Menge der Flüssigkeit, die man in den Darm einlaufen lässt, hängt vom Darmzustand ab. Ein verkrampfter oder verstopfter Darm nimmt nicht viel Flüssigkeit auf, sodass sich bereits nach ¼ l ein unangenehmer Druck mit Stuhldrang aufbauen kann. Nach einigen Fastentagen sollte eine Flüssigkeitsmenge von 1 l kein Problem mehr darstellen. Die klassische Position für den Einlauf ist das Liegen auf der linken Seite. Einige bevorzugen auch die Einlaufposition auf allen Vieren auf dem Boden. Für Menschen mit Knieproblemen oder Rückenbeschwerden eignet sich eher die Seitenlage. Das mit Flüssigkeit gefüllte Gefäß 30 cm bis 1 m höher als die eigene Liegeposition aufhängen. Am besten den Boden eines Badezimmers mit einer Decke und einem großen Handtuch auslegen, denn der Stuhldrang kann plötzlich und heftig kommen. Das Darmrohr sollte vorher mit Vaseline gefettet und möglichst tief in den After eingeführt werden. Das ist weder unangenehm noch schmerzhaft. Nun das Ventil öffnen und die Flüssigkeit so lange fließen lassen, bis der Stuhldrang siegt. Es kommt zur sofortigen Darmentleerung mit Kotresten, Kotsteinen und Giftstoffen. Eine zweimalige Anwendung direkt hintereinander ist üblich. Sollten sich explosionsartige Gasblasen lösen, spricht das für Fäulnisvorgänge mit Eiweißresten und einer Fehlbesiedelung im Darm. Das ist eben die Chance beim Fasten mit Einlauf: Fäulnis- oder Gärungsbakterien, unverdauliche Stoffe und ein fehlbesiedeltes Mikrobiom loszuwerden und Raum und Strukturen für gesunde Verhältnisse zu schaffen.
Normalerweise wird für den Einlauf nur Wasser verwendet, das optimalerweise vorher gefiltert oder abgekocht wurde. Heilkräuterauszüge im Einlaufwasser können bei einigen Beschwerden sinnvoll sein. Dazu werden 3–4 TL der Kräuter / Wurzelstücke mit 1 l Wasser als Aufguss zubereitet, nach 5–10 min abgeseiht, anschließend lässt man den Auszug auf angenehme Temperatur abkühlen und verwendet ihn als Einlaufwasser.

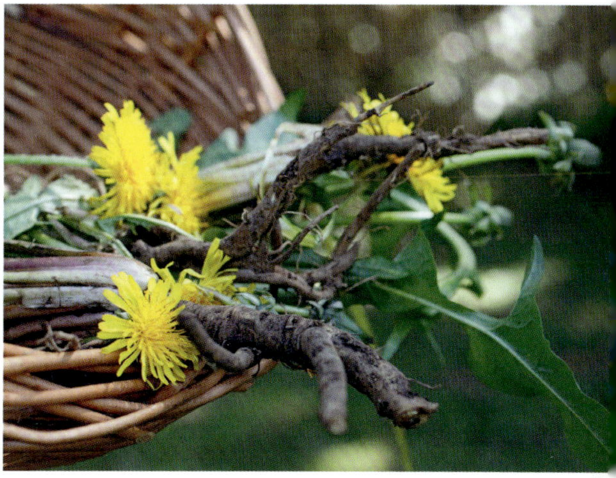

Löwenzahnwurzel im Einlaufwasser unterstützt den schlaffen oder fehlbesiedelten Darm.

BEISPIELE FÜR KRÄUTERZUSÄTZE IM EINLAUFWASSER

- Kamillenblüten: Gut geeignet bei Menschen mit Neigung zu Entzündungen der Schleimhäute und einer Tendenz zu breiigen Stühlen.
- Ringelblumenblüten: Verschaffen eine kühlende Linderung bei Neigung zu Ekzemen und Ausschlägen.
- Wegwarten- oder Löwenzahnwurzel: Die bitteren Stoffe eignen sich besonders gut bei schlaffen und fehlbesiedelten Därmen.

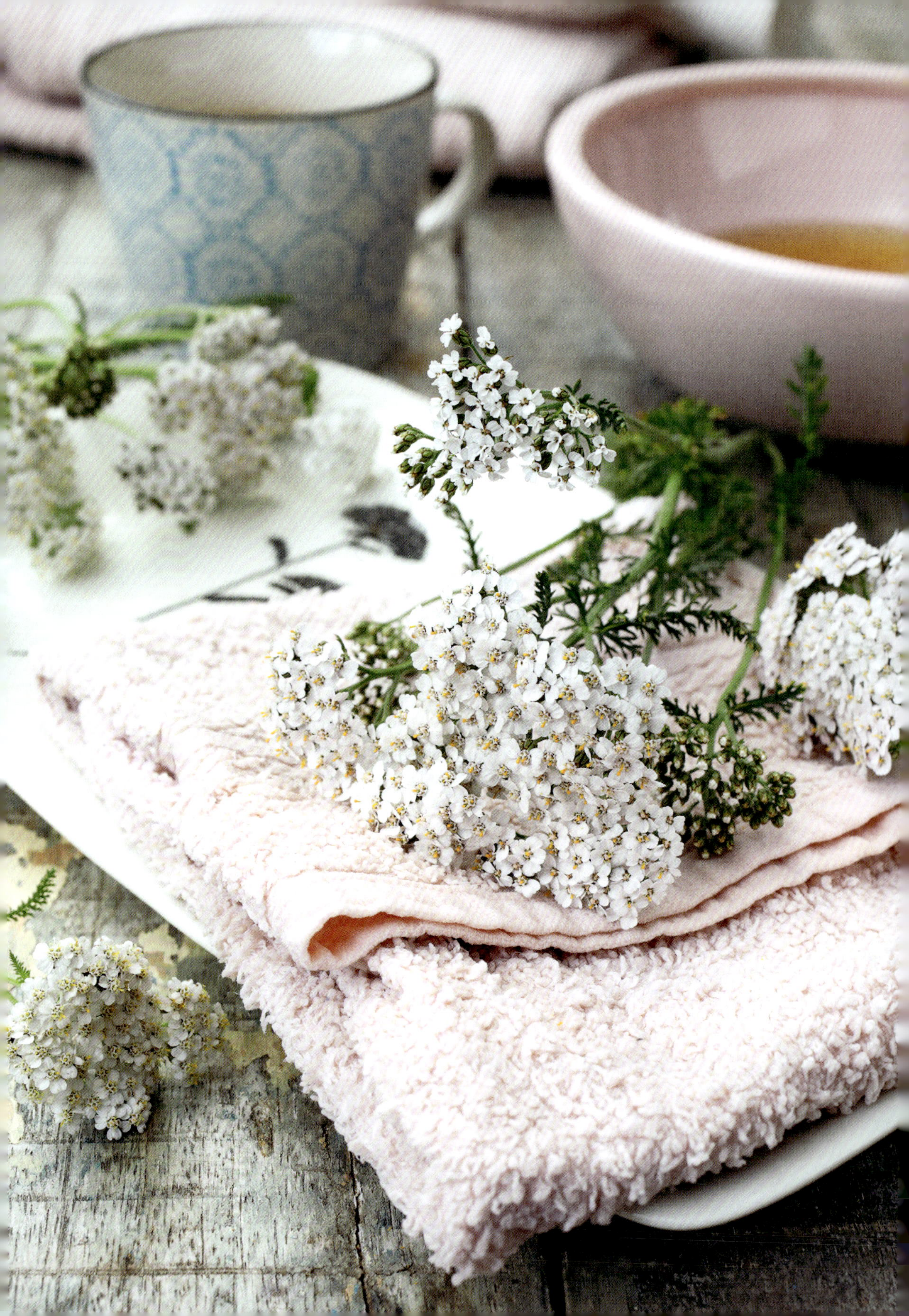

Der Leberwickel – einfach und wirkungsvoll

Der Leberwickel ist eine altbewährte Unterstützung für die Leber und zählt zu den zentralen Anwendungen beim Fasten. Er ist während des Fastens eine stoffwechselanregende Maßnahme, da er die Leber in ihrer Ausscheidungs- und Entgiftungsfunktion unterstützt. Die feucht-warme Wickel führt lokal zu einer Temperaturerhöhung von circa 1–2 °C und zu einer deutlichen Durchblutungssteigerung der Leber. Die Stoffwechselgeschwindigkeit kann sich dadurch verzehnfachen. Die Anwendung ist enorm wichtig, denn sonst kann es während der Fastenperiode zu einem Anstieg der Leberenzyme kommen. Durch eine unzureichende Entgiftungsfunktion

DIE LEBER

Die Leber ist das zentrale Stoffwechselorgan des Körpers und erfüllt lebenswichtige Aufgaben. Mit einem Gewicht von 1,4–1,8 kg ist sie das schwerste innere Organ und die größte Drüse im menschlichen Körper. Die Leber befindet sich im rechten Oberbauch direkt unter dem Zwerchfell und ist fast vollständig von den Rippen bedeckt. Jeden Tag fließen rund 2000 l Blut durch das Organ. Ihre wichtigste Aufgabe ist wohl die Entgiftung des Körpers von Fremd- und Giftstoffen, Trümmern von Krankheitserregern und Stoffwechselzwischenprodukten. Dazu zählen geschädigte und alte Blutkörperchen, Bilirubin (ein Abbauprodukt des Hämoglobins), Ammoniak, Steroidhormone, Alkohol, Medikamente und Schadstoffe aus der Umwelt wie Schwermetalle. Hinzu kommen die Produktion körpereigener Eiweiße, die Speicherung von Zucker zur Energiegewinnung, die Produktion von Gallenflüssigkeit, der Abbau und die Aktivierung von Hormonen. Die Leber arbeitet intensiv während des Fastens und darf während dieser sensiblen Phase keinesfalls vernachlässigt werden.

NEUES AUS DER FORSCHUNG

Forschende konnten unlängst herausfinden, dass das Gehirn mit der Leber kommuniziert. Schon nach einer kurzen Fastenzeit löst das Gehirn die Ausschüttung des Hormons Corticosteron aus; ein Hormon, welches mit dem Cortisol verwandt ist. Es regt unter anderem die Autophagie in den Leberzellen an. Die Studienergebnisse konnten erstmals zeigen, dass die Autophagie nicht nur in den Körperzellen selbst, sondern auch vom Gehirn aus gesteuert wird.

Leberwickel mit Schafgarbensud.

können aufgewühlte „Schlacken“ aus den Depots nicht effektiv abtransportiert werden. In der Folge entstehen Symptome wie Unwohlsein, Müdigkeit oder Kopfschmerzen. Wenn Sie sich nicht sicher sind, wie es um Ihre Lebergesundheit steht, oder bereits ein Leberleiden diagnostiziert wurde, dann bitte das Vorhaben unbedingt mit der Ärztin oder Heilpraktikerin abstimmen.
Angenehmer Nebeneffekt des Wickels: Er hat eine sehr entspannende Wirkung und unterstützt Sie dabei, einen kurzen und erholsamen Mittagsschlaf zu erleben oder auch ruhig durch die Nacht zu kommen.

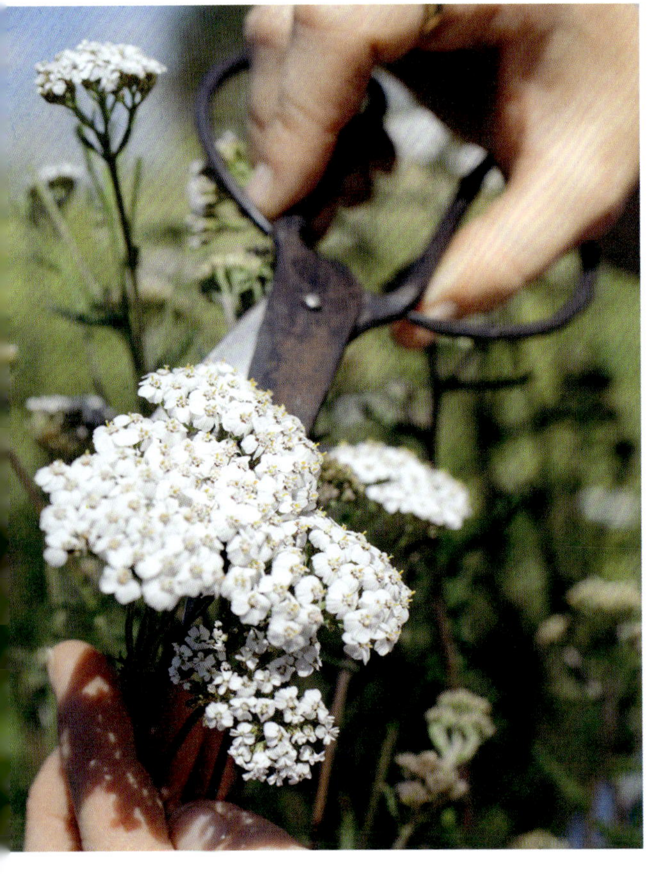

Wenden Sie den Leberwickel täglich nach dem Mittagessen und gegebenenfalls vor dem Schlafengehen an.

ANWENDUNG

Sie benötigen pro Anwendung

- 2–3 EL Schafgarbenkraut
- 500 ml heißes Wasser (rund 80 °C)
- 1 kleineres Leinen- oder Handtuch
- 1 Wärmflasche
- 1 großes, trockenes Wolltuch o. ä. zum Abdecken

Zunächst den Schafgarbensud zubereiten. Dazu das Schafgarbenkraut 10 min im siedend heißen Wasser ziehen lassen, dann abseihen. Nun die 500 ml Wasser aufteilen: 300 ml in eine Schüssel geben, 200 ml in eine Teetasse füllen und zügig trinken.
Das Leinen- oder Handtuch mehrfach bis auf „Lebergröße“ falten, in den heißen Schafgarbensud tauchen, gut auswringen und dann unterhalb des rechten Rippenbogens auf die Leberregion legen. Je trockener und heißer das Tuch ist, desto länger hält die Wärme. Eine gefüllte Wärmflasche als Auflage kann die Wärme und Feuchtigkeit im Tuch speichern. Mit dem Wolltuch wird der Leib großflächig abgedeckt. Wichtig ist eine Ruhephase im Liegen, das lässt die Leber besser durchbluten und ihre Funktion als Entgiftungsorgan optimieren.
Die Dauer des Wickels beträgt mindestens 20–30 min. Ein zügiges Anlegen ist erforderlich, um den Wärmeverlust so gering wie möglich zu halten. Danach die feuchten Tücher entfernen und die gleiche Zeit nachruhen.

Schafgarbe lässt sich einfach und ergiebig selbst ernten.

Das Basenbad – Säurefluten über die Haut ausscheiden

Die basische Körperpflege, insbesondere das basische Baden, ist neben der basischen Gemüsebrühe eine der wirkungsvollsten und effektivsten Möglichkeiten, den Körper während der Fastenzeit bei der Entsäuerung zu unterstützen. Durch die heutige Ernährungs- und Lebensweise neigt unser Körper zur Bildung vieler Säuren. Überwiegend baut der Körper den Säureüberschuss über Lunge, Nieren und Darm ab. Blut und Bindegewebe haben eine gewisse Pufferkapazität, die jedoch während des Fastens leicht erschöpft werden kann. Müdigkeit, Muskelkrämpfe und Gereiztheit können die Folge sein. Mit einem Basenbad unterstützen Sie die Haut in ihrer Entgiftungsfunktion. Das Bad hebt den pH-Wert der Haut, wobei diese bestrebt ist, ihren natürlichen Wert wiederherzustellen. So produziert sie eine größere Menge Hautfette, wird zur aktiven Selbstfettung und -regulierung angeregt und fühlt sich weich und zart an. Insbesondere dann, wenn zuvor mit einer Trockenbürstenmassage alte Hautschuppen entfernt und die Durchblutung angekurbelt wurde.

BASISCHES BADESALZ SELBST GEMACHT

Basisches Badesalz kann in Drogerien oder Apotheken gekauft werden, Sie können es jedoch auch selbst mischen. Während einer einwöchigen Fastenzeit kann ein basisches Bad 2- bis 3-mal angewendet werden.

GRUNDREZEPT

- 300 g Totes-Meer-Salz
- 250 g Natron (Synonyme: Natriumhydrogencarbonat, Kaisernatron, Bullrich-Salz, Speisesoda)
- 3 EL Kieselerdepulver

Die Zutaten abwiegen, gründlich miteinander mischen und in ein Schraubglas füllen.

KRÄUTERZUSATZ

- 2 EL pulverisierte Birkenblätter

ANWENDUNG

1 l siedendes Wasser mit 2 EL pulverisierten Birkenblätter übergießen, nach 10 min abseihen. Die Badewanne mit 37–38 °C warmem Wasser füllen, den Kräutersud zugeben. Nun 3–4 EL der Basenmischung hinzufügen. Während des Badens kann der Körper alle 15 min mit einem Peelinghandschuh oder einer Badebürste massiert werden, um alte Hautschuppen zu entfernen. Günstig ist eine Badezeit von mindestens 45 min. Erst dann können Säuren effektiv aus den Hautporen ausgeleitet werden. Erfahrene und kreislaufstabile Basenbader können daher die Badezeit bis auf 60 min verlängern, müssen jedoch ab und an heißes Wasser nachlaufen lassen. Nach dem Basenbad den Körper nur abtupfen und keine Hautpflegeprodukte anwenden. So

DER SÄURE-BASEN-HAUSHALT

Der Säure-Basen-Haushalt ist ein komplexes Regulationssystem, mit dem wir die im Körper herrschenden pH-Werte in einem konstanten Bereich halten. Damit alle biochemischen Vorgänge in unserem Organismus geregelt ablaufen können, brauchen unsere Körperzellen das richtige Verhältnis von Säuren zu Basen. Diese Abläufe werden durch Enzyme gesteuert, die jedoch nur unter bestimmten Bedingungen optimal arbeiten können. Säuren gelangen beispielsweise mit unserer Nahrung in den Körper oder entstehen im Körper selbst. Falsche Ernährung mit viel Zucker, Weißmehl oder Fleisch- und Wurstkonsum, zu wenig Bewegung, viel Stress – kurzum ein ungesunder Lebensstil – sind meist Ursachen einer Übersäuerung. Um ein gesundes Gleichgewicht zu bewahren, benötigen wir basisch wirkende Stoffe, die die Säuren neutralisieren. Gleichzeitig schleusen wir über die Lungen (Atemluft), die Nieren (Urin) sowie über die Haut (Schweiß) Säuren aus dem Körper heraus.
Normalerweise funktioniert der Säure-Basen-Haushalt sehr gut. Jedoch kann das System beispielsweise durch einseitige Ernährung, durch die Lebensweise, Krankheiten oder auch während der Fastenzeit an seine Grenzen stoßen. Wer mit Gemüsebrühe, Kräutertees oder Säften fastet und Basenbäder anwendet, braucht sich über eine gewisse Grundversorgung mit ausreichend basenbildenden Mineralien keine Sorgen zu machen.

wird die Haut zur Selbstfettung angeregt. Vor und nach dem Bad bitte viel trinken, denn das unterstützt den Entsäuerungsvorgang.

Hier noch einige Tipps zum Basenbad:

- Auf keinen Fall sollte die Badetemperatur von 37–38 °C überschritten werden. Zu heißes Wasser kann Stress auslösen und das Herz-Kreislauf-System überlasten. Zu kaltes Wasser wiederum lässt den Körper auskühlen.
- Zu viel Basenpulver in der Wanne ist reine Verschwendung. Bei einem pH-Wert von 8,5–9,5 ist die Wirkung am effektivsten. Mit einfachen pH-Teststreifen kann dieser Wert kontrolliert werden.
- Durch das warme Wasser sind die Hautporen geöffnet und Säuren, „Schlacken“ und Flüssigkeit werden durch osmotischen Druck über die Haut abgegeben. Deshalb ist es wichtig, viel zu trinken. Am beliebtesten sind stilles Mineralwasser oder ein basischer Kräutertee (siehe Seite 62).

HANDELSPRÄPARATE: Basenbad Urmeer (Amaiva), Jentschura MeineBase

BASISCHES FUSSBAD

Nicht jeder hat eine große Badewanne zu Hause. Ein Fußbad ist eine Alternative zum Vollbad. Die Fußsohlen sind mit vielen Schweißdrüsen besetzt und werden daher auch als dritte Niere bezeichnet. Der Effekt des basischen Fußbades kann unterstützt werden, indem die Unterschenkel alle 15 min mit einem Peelinghandschuh oder einer Bürste abgebürstet werden. Die Dauer eines basischen Fußbades als Alternative zum klassischen Basenbad sollte ebenfalls 45–60 min betragen. Kühlt aufgrund der langen Badedauer das Wasser in der Fußwanne

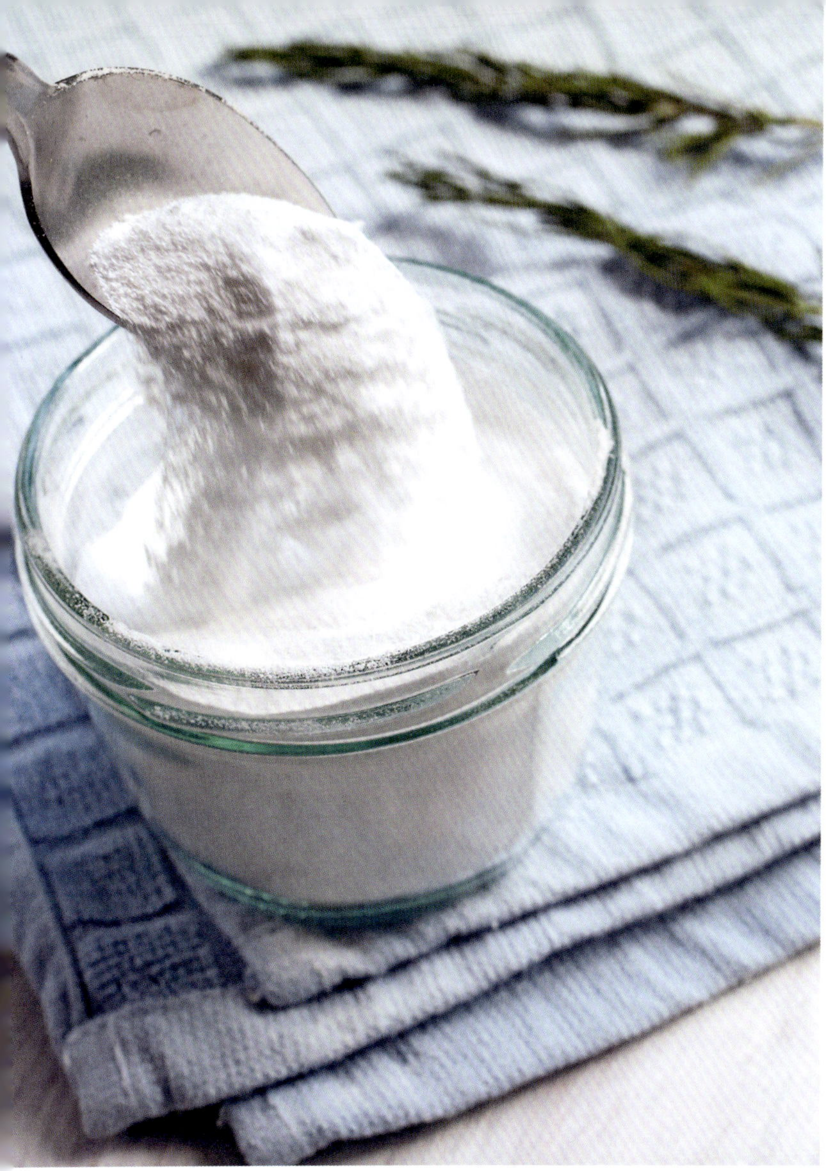

Kräuter können die Wirkung des basischen Fußbades unterstützen.

ab, kann warmes Wasser hinzugefügt werden, um dadurch die Temperatur wieder zu erhöhen. Allerdings sollte dann auch wieder etwas Basenbad-Badezusatz hinzugefügt werden, für den Fall, dass sich durch das Verdünnen der pH-Wert im basischen Fußbad gesenkt hat.

ANWENDUNG

Zu 5 l Wasser in der Fußwanne (ein breiter Eimer tut es auch) werden 1–2 TL der mineralischen Basenmischung zugegeben. Nach Befinden können Sie auch Kräuter zugeben.

Varianten

- 1–2 getrocknete Lavendelzweige – unterstützt die entspannende Wirkung
- 1–2 getrocknete Rosmarinzweige – bei Müdigkeit und Kreislaufschwäche
- 1 kleine Handvoll Rosenblätter – harmonisiert Körper, Geist und Seele

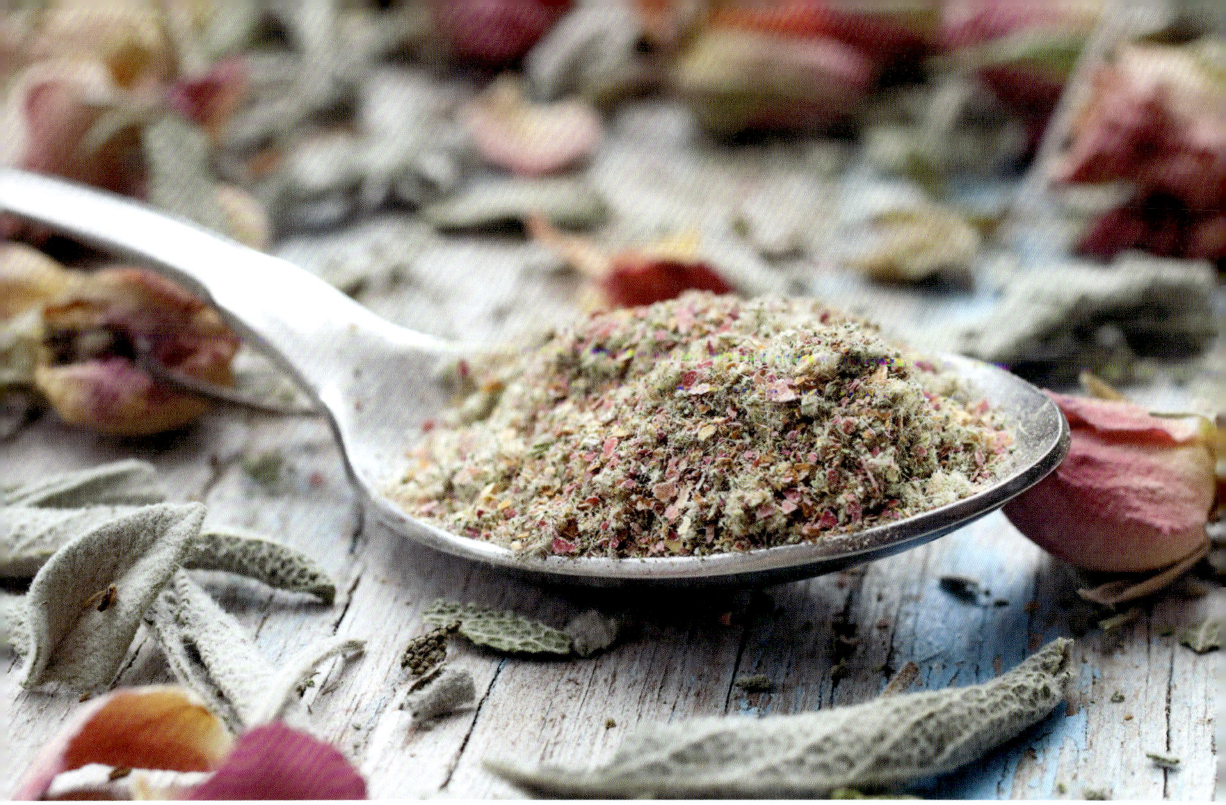

Mundpflege

Beim Fasten kann es zu einem weiß-gräulichen, grau-gelblichen bis bräunlichen Zungenbelag kommen und manchmal riecht der Atem nicht angenehm, denn auch Zunge sowie Gaumen- und Rachenmandeln sind an den Ausscheidungs- und Entgiftungsvorgängen beteiligt. Durch folgende Maßnahmen unterstützen Sie die Mundpflege:

- Putzen Sie häufig Ihre Zähne mit einer schonenden Zahncreme (beispielsweise Salbeiblüten-Zahncreme) oder einem selbst hergestellten Zahnpulver.
- Schaben Sie Ihre Zunge am Morgen vor dem Zähneputzen zusätzlich mit einem Zungenschaber ab. Ein Zungenschaber ist in jeder Drogerie oder Apotheke erhältlich.
- Ein sanftes Mundwasser kann nach der Zahnreinigung verwendet werden.
- Lutschen Sie gegen Mundgeruch den Saft von Zitronenschnitzen aus. Das fördert den Speichelfluss und verhindert ebenfalls Mundgeruch. Die Zitrone reagiert basisch und nicht sauer und kann deshalb bedenkenlos angewendet werden.
- Ebenfalls können Sie Kräuter kurz kauen und wieder ausspucken. Hierfür eignen sich besonders Pfefferminzblätter, Salbeiblätter, Thymiankraut oder Petersilie.
- Kaugummikauen ist dagegen nicht zur Mundpflege geeignet. Durch die Kaubewegungen senden Sie Signale, dass Nahrung kommt, der Verdauungsprozess wird in Gang gesetzt und Sie werden Hunger verspüren. Außerdem enthält Kaugummi Stoffe, die bei einer Fastenkur nicht aufgenommen werden sollten.

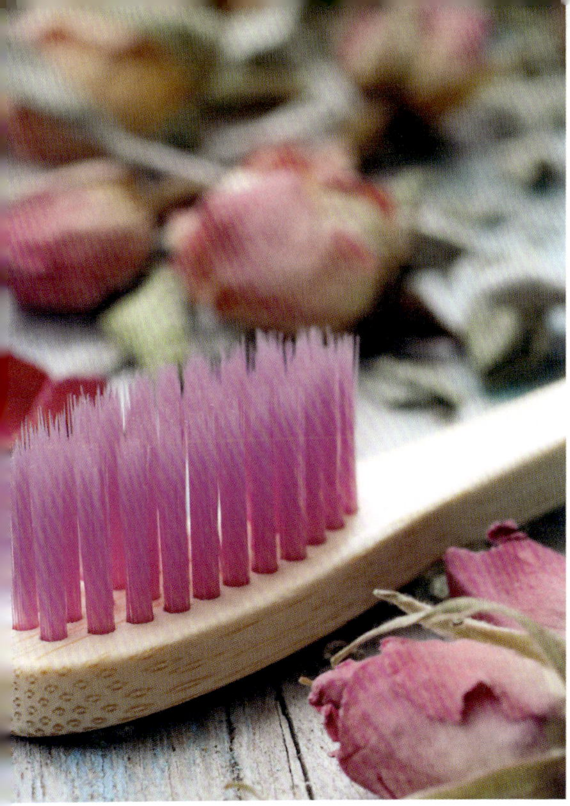

Zahnpulver aus getrockneten Salbei- und Rosenblättern.

ÖLZIEHEN

Das Ölziehen ist eine alte Heilmethode, die in der ayurvedischen Heillehre, in Russland und in Tibet einen festen Platz hat. Es dient zur Reinigung und Entgiftung des Mund- und Rachenraums. Fettlösliche Stoffe in der Mundhöhle werden gelöst und können anschließend ausgespült wird. Nehmen Sie am Morgen vor dem Zähneputzen 1 gehäuften TL Öl in den Mund. Kaltgepresstes Oliven-, Sesam- oder Sonnenblumenöl in guter Qualität sind dafür gut geeignet. Ziehen Sie das Öl 3–5 min durch die Zähne hin und her. Geübte können diese Anwendung auch 10 min oder länger durchführen. Mit der Zeit wird die Menge im Mund durch die Einspeichelung mehr. Wichtig ist jedoch, dass das Öl nicht geschluckt wird. Denn Sie wollen die Schadstoffe ja loswerden. Die Farbe des Öls ändert sich von transparent in milchig und die Konsistenz wird sehr flüssig. Bitte das angereicherte Öl nicht ins Waschbecken spucken, sondern in ein Küchentuch, das im Hausmüll entsorgt wird.

Rezepte zur Mundpflege

Zahnpulver oder Mundwasser lassen sich leicht selbst herstellen.

SALBEI-ROSEN-ZAHNPULVER

Nach Hildegard von Bingen

- 2 EL Salbeiblätter, getrocknet
- 2 EL Rosenblüten, getrocknet

Salbei- und Rosenblätter im Mixer feinst pulverisieren. In ein Schraubglas umfüllen. Eine kleine Menge davon auf eine angefeuchtete Zahnbürste geben und wie gewohnt die Zähne putzen.

MUNDWASSER SELBST GEMACHT

- 100 ml Wasser
- ½ TL Natron
- ½ TL Natursalz
- 1 EL Salbeiblätter, getrocknet

Alle trockenen Zutaten im Mixer feinst mahlen, in einen Zerstäuber füllen, mit Wasser aufgießen, verschließen und gut durchschütteln. Das Spray zwischendurch auf die Schleimhäute einwirken lassen oder als Mundspülung nach der Zahnreinigung verwenden.
Das Spray ist rund 3 Wochen bei Zimmertemperatur und 2 Monate im Kühlschrank haltbar.

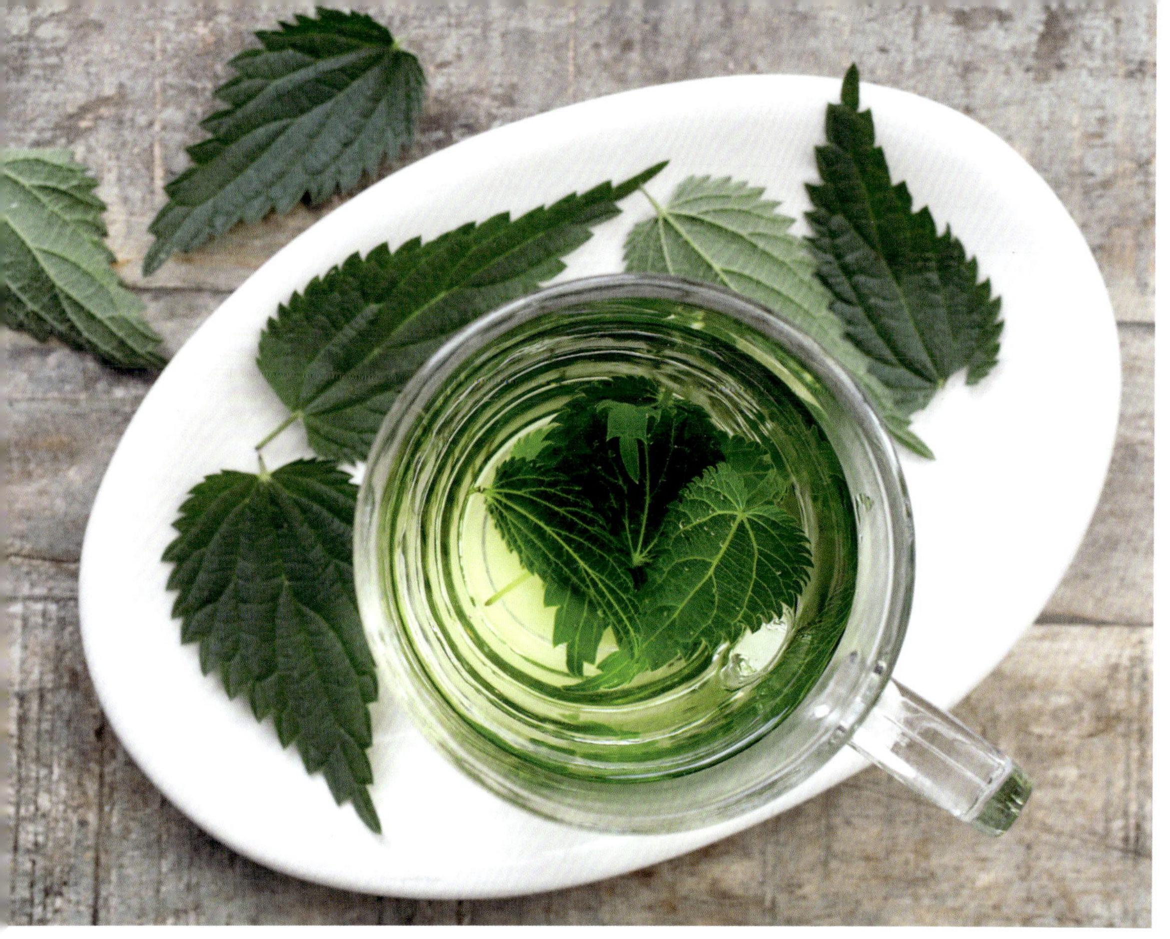

Brennnesseltee.

Die Nieren stärken – Trinken, das A und O beim Fasten

Wer die Nierenfunktion unterstützen möchte, sollte auf eine ausreichende Flüssigkeitsaufnahme achten. Das gilt insbesondere auch in der Fastenzeit. Wasser ist für unseren Körper lebensnotwendig, denn er besteht zu mehr als der Hälfte aus dem nassen Element. Um die Ausscheidung wasserlöslicher Säuren und anderer Abbauprodukte über die Nieren zu fördern, empfehlen sich täglich mindestens 2,5–3 l Flüssigkeit am Tag. Sobald sich der Urin dunkel färbt, sollten Sie die Trinkmenge erhöhen. Kräuter wie Brennnessel, Ackerschachtelhalm, Birkenblätter oder Goldrute unterstützen die Reinigung der Nieren und helfenbei der Ausschwemmung von Schad- und Giftstoffen. Durch die harntreibende Wirkung wird gleichzeitig der Bildung von Harnstein und Harngrieß vorgebeugt.

IT'S TEA TIME! – KRÄUTERTEES ZUBEREITEN

Vieles, was die Natur wachsen und gedeihen lässt, ist nicht nur gesund, sondern als Tee besonders in der Fastenzeit so wertvoll. Tee hat viele besondere Eigenschaften. Er kann beruhigen, beleben, erfrischen, entwässern, reinigen und noch mehr. Denn während des Fastens kann der Körper schon mal etwas aus dem Takt geraten. Das Aufgießen einer Tasse Kräutertee mit heißem Wasser setzt heilwirksame Inhaltsstoffe, wohlduftende Aromen und ätherische Öle in den Kräutern frei. Das Trinken von Kräutertee ist eine einfache und effektive Möglichkeit einer naturheilkundlichen Therapie, denn die wichtigsten pflanzlichen Wirkstoffe sind wasserlöslich. Im Gegensatz zu allopathischen Arzneimitteln, die oft auf Basis einzelner Wirkstoffe hergestellt wurden, ist der Vorteil bei Tee, dass wir von einer Pflanze ihre gesamte Komposition von Inhaltsstoffen in ihrem natürlichen Mischverhältnis nutzen. Nicht zu vergessen, dass auch der volle Kräutergeschmack so in Ihre Tasse Tee gelangt.

DIE NIEREN

Die Nieren sind die Klärwerke des Körpers und ihre Aufgaben sind vielfältig. Sie reinigen das Blut, regulieren den Blutdruck, den Salz- und Wasserhaushalt, produzieren wichtige Hormone wie das Erythropoetin und aktivieren Vitamin D. Ihre wichtigste Aufgabe ist jedoch die Produktion von Urin. Mit ihm scheiden sie wasserlösliche Abbauprodukte wie den Harnstoff aus, der beim Abbau von Eiweiß entsteht. Oder auch Abbauprodukte von Medikamenten, Drogen und wasserlöslichen Giftstoffen. Überdies werden auch Elektrolyte und Substanzen ausgeschieden, die den Säure-Basen-Haushalt regulieren. Wichtig für Fastende: Nehmen Sie während des Fastens keine Medikamente ein, die den Wirkstoff Acetylsalicylsäure enthalten! Er hemmt die Ausscheidung der Harnsäure über die Nieren und kann im schlimmsten Fall sogar einen Gichtanfall auslösen.
Die Nieren sind aus über einer Million funktioneller Untereinheiten, den sogenannten Nephronen, zusammengesetzt. Jedes dieser Nephrone ist in der Lage, das Blut zu filtern und bestimmte Stoffe, die der Körper noch braucht, aus der gefilterten Flüssigkeit zurückzugewinnen. Die paarig angelegten Organe befinden sich neben der Wirbelsäure auf Höhe der unteren Rippen, sind nur 9–12 cm groß und wiegen jeweils circa 150 g. Pro Tag fließt das gesamte Blut eines Menschen – 5–6 l – etwa 300-mal durch die Nieren. Von dieser riesigen Blutmenge werden rund 1,5 l Urin gebildet und über die Harnwege ausgeschieden.
Im Gegensatz zu Leber und Darm verfügen die Nieren nicht über deren großes Regenerationspotential und sind äußerst sensible Organe. Ihre Arbeit verrichten die Nieren unbemerkt, auch wenn es ihnen immer schlechter geht. Ungesunde Ernährungsweise, zu geringe Trinkmenge, Übergewicht, Bluthochdruck, Diabetes und Gicht schaden den Nieren. Sind die Nieren geschädigt, kann der Organismus häufig nicht mehr richtig entgiften. Abbauprodukte reichern sich im Körperkreislauf an und diese können zur Schädigung weiterer Organsysteme führen.

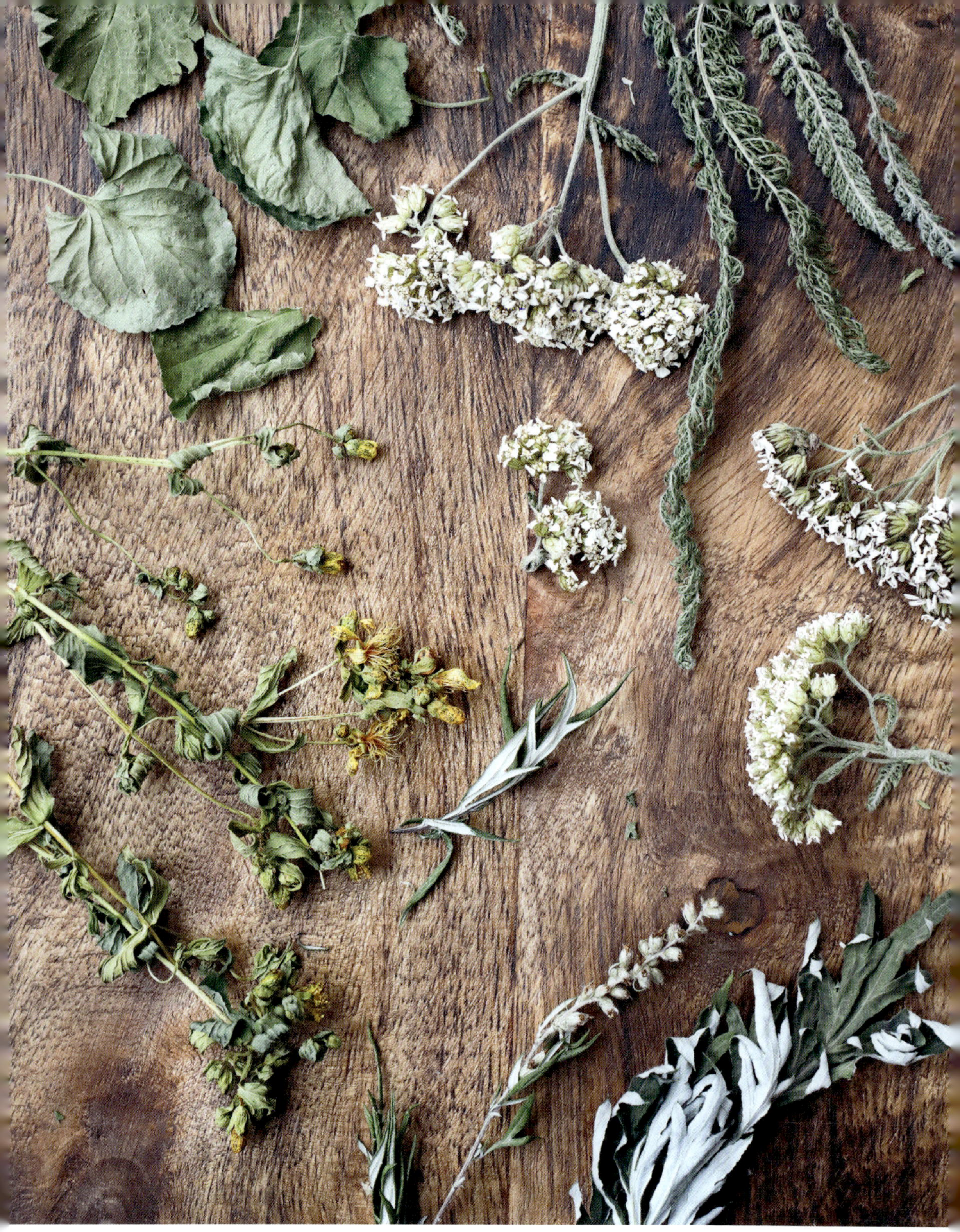

Gute Qualität, richtige Aufbewahrung und sorgsame Zubereitung der Heilkräuter sind entscheidend für einen guten Tee.

Ihr Kräutertee kann nur so gut sein wie die Kräuter, die Sie dafür verwenden. Wenn Sie selbst keine Kräuter sammeln möchten oder Ihren gesammelten Kräuterfundus ergänzen wollen, empfehle ich, Heilkräuter beim Apotheker statt aus dem Supermarktregal zu kaufen. Ob ein Tee ein genussreiches Lebensmittel oder ein naturheilkundliches Arzneimittel ist, entscheidet der Gehalt an bestimmten Wirkstoffen. Darüber hinaus sind pharmazeutische Hersteller verpflichtet, strenge obere Grenzwerte für mögliche Schadstoffe einzuhalten. Lebensmitteltees im Supermarktregal dürfen neben der Teedroge noch weitere Pflanzenteile enthalten. Ein Beispiel: Bei einem Kamillentee, der als Lebensmittel im Supermarkt verkauft wird, können neben den Blüten der Kamille auch Teile des Krauts enthalten sein, im Arzneitee aus der Apotheke dürfen nur Kamillenblüten enthalten sein.

Hochwertiger Fastentee ist rein und frei von Aromen, Farbstoffen und Konservierungsmitteln. Die Kräuter sollen in gut verschließbaren Behältern (nicht in Plastikbehältern) und möglichst als „Ganzblattware" – vor Feuchtigkeit, Licht und hohen Temperaturen geschützt – aufbewahrt werden. Erst vor der Zubereitung werden die Pflanzenteile gut zerkleinert. So bleiben mehr Inhaltsstoffe und Aromen erhalten.

Die bekannteste Form der Zubereitung von Kräutertee ist der Aufguss mit heißem Wasser. Er eignet sich gut, wenn der Tee aus Blüten, Blättern oder zerkleinerten Wurzelstücken zubereitet werden soll. Auch für Teemischungen ist dies meist die richtige Zubereitungsform. Als Faustregel für die Dosierung gilt: Ein gestrichener TL getrocknetes Kraut (entspricht 1 EL frischem Kraut) wird mit 1 Tasse (150–200 ml) abgekochtem und noch siedend heißem Wasser übergossen.

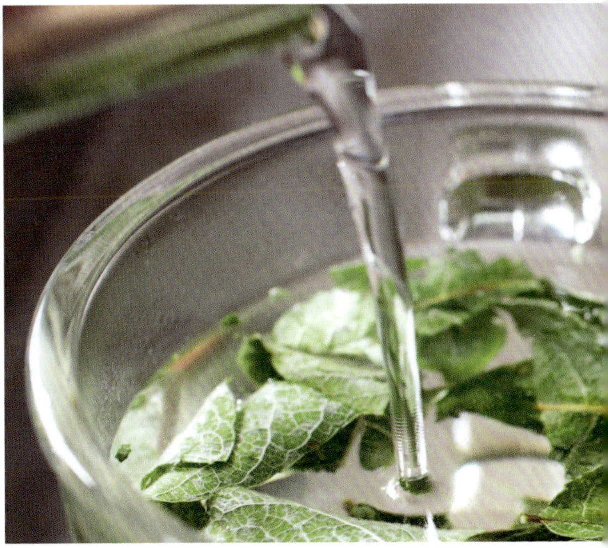

Verwenden Sie weiches Wasser für Ihren Tee.

Übrigens: Ein Heilkräutertee sollte immer warm, langsam und in kleinen Schlucken im Sitzen getrunken werden.

Um einen aromatischen Kräutertee zu erhalten, der die Eigenschaften der Teekräuter bewahrt, ist es wichtig, einige Regeln zu beachten.

Wichtige Tipps für die optimale Tee-Wirkung

1. Für einen optimalen Teegenuss sollte möglichst „weiches" Wasser verwendet werden. Mit der Verwendung eines Wasserfilters, der den Kalk zum größten Teil bindet, erhält man weiches, wohlschmeckendes Wasser. Eine weitere Möglichkeit besteht in der Verwendung von stillem Mineralwasser. Das Mineralwasser einmal aufkochen und dann bis zur gewünschten Temperatur abkühlen lassen.
2. Den Tee abdecken, damit Dämpfe und ätherische Öle nicht entweichen können.

3. Den Tee ziehen lassen. Je heißer das Wasser und je kleiner das Pflanzenmaterial ist, desto schneller gehen die Wirkstoffe in das Wasser über. Ungefähre Richtwerte sind (sofern in den Rezepten nichts anderes angegeben):
   Blüten 5–7 min
   Blätter 5–10 min
   Wurzelstücke 10–20 min
4. Industriezucker oder künstliche Süßstoffe gehören nicht in den Fastentee. Zucker kann eine sensible Magenschleimhaut reizen, er treibt den Blutzuckerspiegel in die Höhe, wird sauer verstoffwechselt und beeinträchtigt die Aktivität der weißen Blutkörperchen, was eine Schwächung der körpereigenen Abwehrkräfte nach sich zieht. Eine gesunde Alternative zum Süßen sind geringe Mengen Honig oder Agavensirup. Honig ist ein Naturprodukt, das Sie direkt beim Imker in Bioqualität kaufen sollten. Jeder gute, naturbelassene Honig ist zum Süßen möglich. Mehr als ein ½ TL in der Tasse Tee sollten es jedoch nicht sein (es sei denn, Sie haben sich körperlich verausgabt durch eine weite Wanderung oder dergleichen. Dann können Sie auch mal einen halben oder ganzen TL Honig im Mund zergehen lassen).

Teerezepte

Ich habe für Sie eine Sammlung von Fastentee-Rezepturen zusammengestellt. Diese Teemischungen haben verschiedene Wirkungen und sind die idealen Begleiter beim Fasten.

BAUERNGARTEN-MORGENTEE

- 30 g Hagebuttenschalen
- 20 g Apfelstücke
- 20 g Fenchelfrüchte
- 20 g Gundelrebenkraut
- 10 g Holunderblüten

1–2 gehäufte TL der Teemischung mit 1 Tasse siedendem Wasser übergießen, 10 min ziehen lassen, dann abseihen.

HILDEGARD-FASTENTEE

- 30 g Fenchelfrüchte, süß oder bitter
- 20 g Brennnesselblätter
- 20 g Salbeiblätter
- 20 g Quendelkraut
- 10 g Süßholzwurzel

1–2 gehäufte TL der Teemischung mit 1 Tasse siedendem Wasser übergießen, 5–10 min ziehen lassen, dann abseihen.

FASTENTEE LEBER-NIERE

- 50 g Löwenzahnblätter und -wurzel
- 20 g Wegwartenwurzel
- 20 g Ringelblumenblüten
- 10 g Brennnessel

1–2 TL der Teemischung mit 1 Tasse siedendem Wasser übergießen, 5–10 min ziehen lassen, dann abseihen.

FASTENTEE NIERE

- 30 g Birkenblätter
- 20 g Brennnesselkraut
- 30 g Goldrutenkraut
- 20 g Ackerschachtelhalm

1–2 TL der Teemischung mit 1 Tasse siedendem Wasser übergießen, 10 min ziehen lassen, dann abseihen.

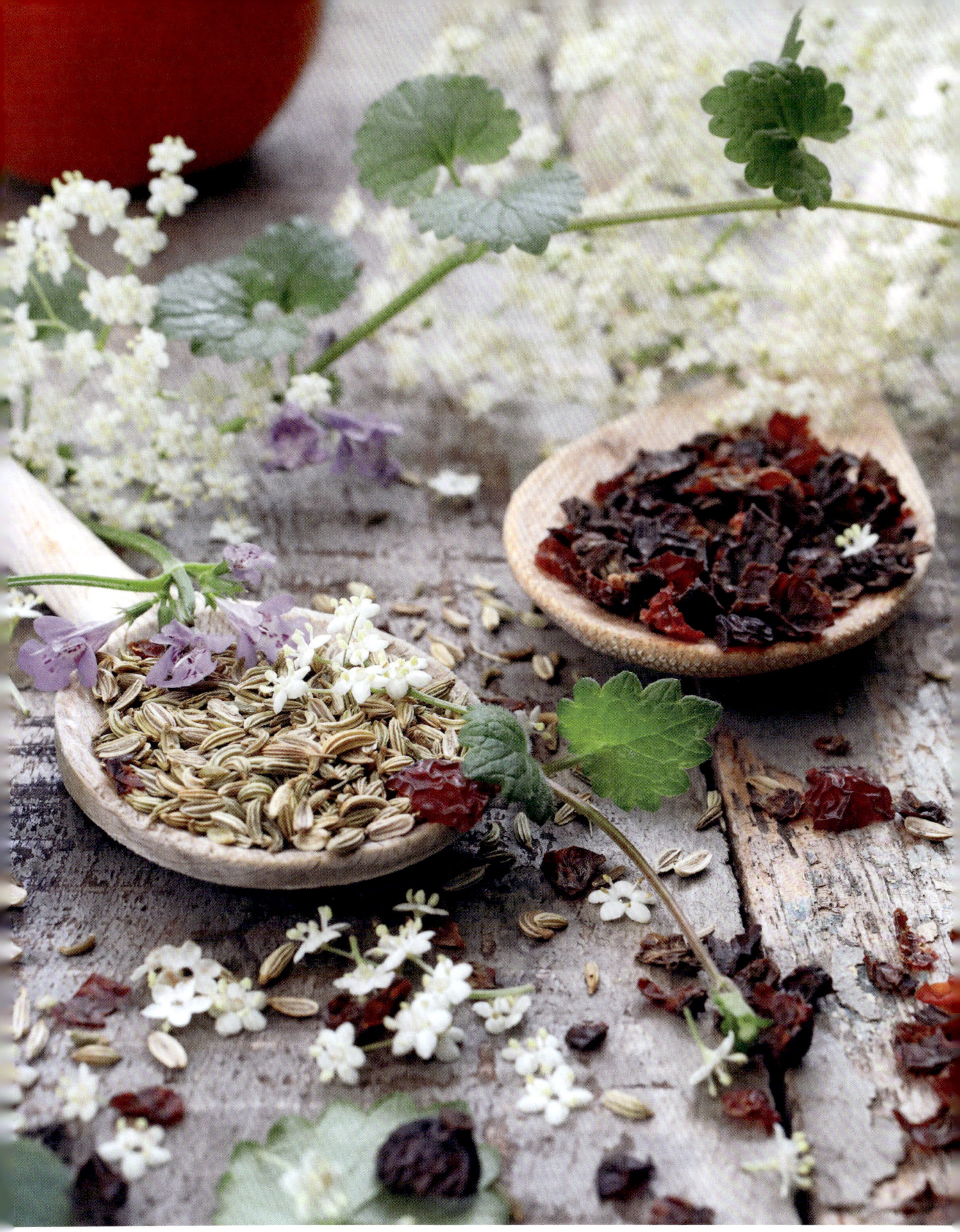

Bauerngarten-Morgentee.

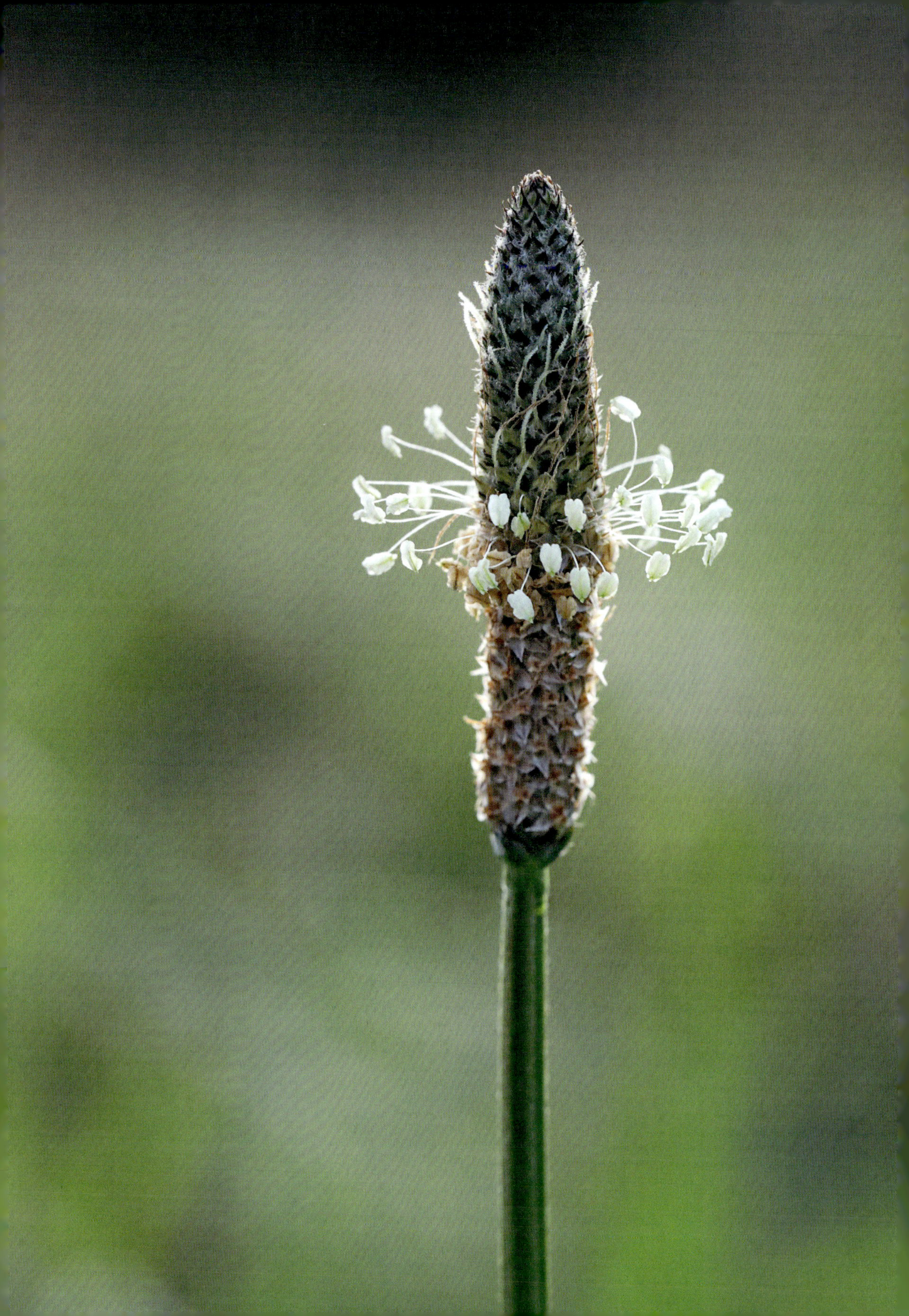

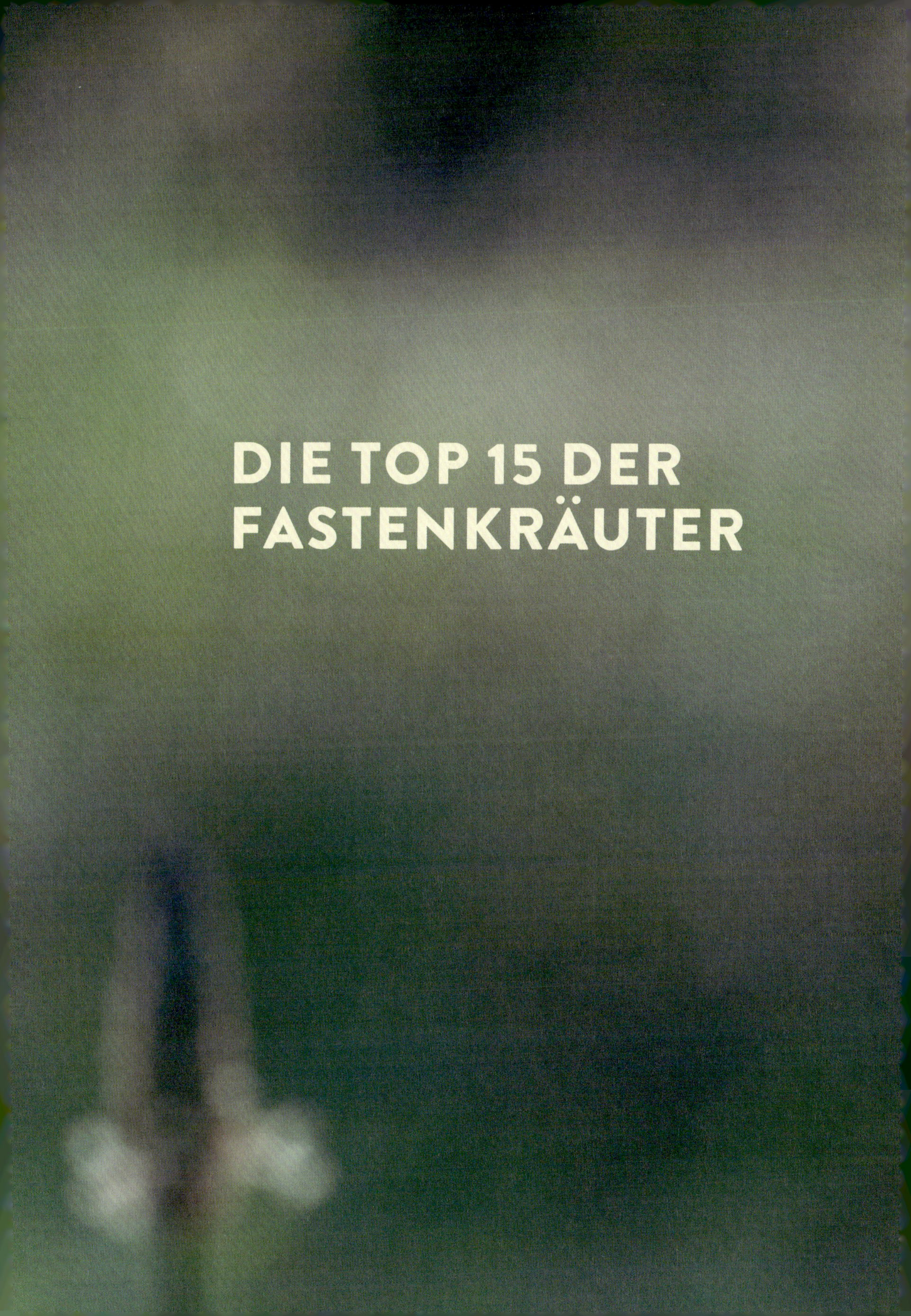

DIE TOP 15 DER FASTENKRÄUTER

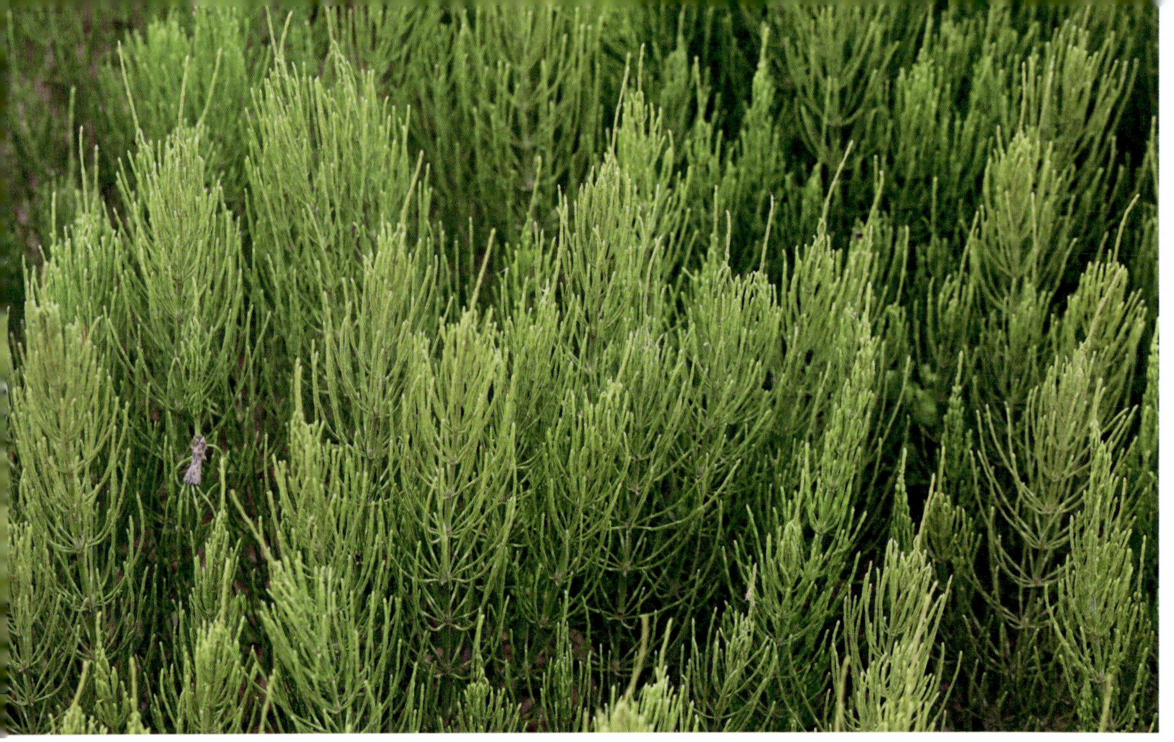

Acker-Schachtelhalm ist reich an Kieselsäure.

ACKER-SCHACHTELHALM, ZINNKRAUT

EQUISETUM ARVENSE

Der Schachtelhalm gilt als lebendes pflanzliches Fossil, das viele Jahrmillionen überdauert hat. Er vermehrt sich über Sporen (daher sucht man die Blüten vergebens) und bildet grüne Triebe, die bis zu 50 cm hoch werden. Die Wuchsform des Acker-Schachtelhalms ist sehr charakteristisch und erinnert an kleine Tannenbäumchen. Er wächst gerne auf verdichteten feuchten Böden an Wiesenrändern, Bahndämmen, Äckern und Wegen. Seine feinen Wurzeln sind tief in der Erde verankert. Sie lösen Silikate aus dem Boden, welche eine raue Oberfläche auf den sterilen Sprossen bilden. Der beste Erntezeitpunkt ist der Sommer, im August. Dann hat die Pflanze den höchsten Gehalt an Kieselsäure und weiteren Wirkstoffen eingelagert.

Vor allem die Kieselsäure und ihre Salze sowie weitere Mineralstoffe und Spurenelemente haben positive Effekte auf Haut, Schleimhäute und Bindegewebe. Sie wirken fördernd auf das Immunsystem. Acker-Schachtelhalm wird als schwach harntreibendes Mittel eingestuft. Die Wirkung gegen entzündliche Erkrankungen der ableitenden Harnwege und bei Nierengrieß besteht vor allem in der vermehrten Durchspülung ohne einen Verlust von Natrium- und Kaliumionen.

WICHTIGE INHALTSSTOFFE Kieselsäure, Silizium, Flavonoide, Polysaccharide, Kalium, Calcium

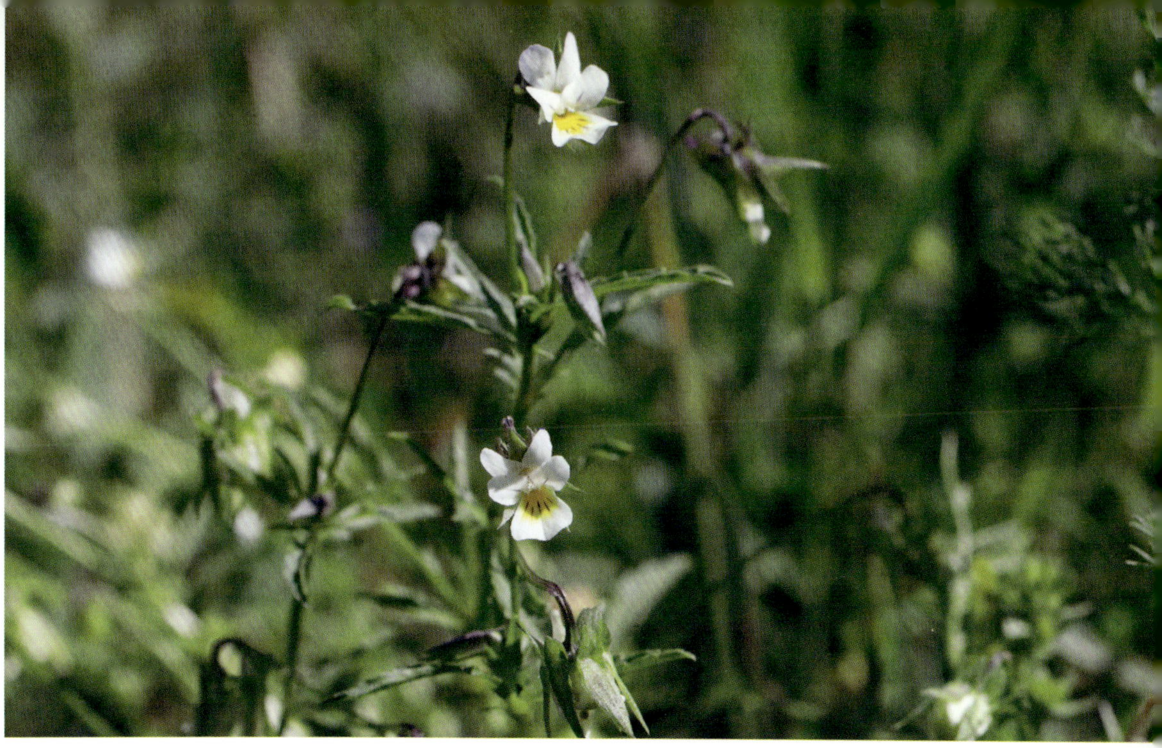

Das unscheinbare Acker-Stiefmütterchen unterstützt bei Hautproblemen.

ACKER-STIEFMÜTTERCHEN

VIOLA TRICOLOR

Das anpassungsfähige Acker-Stiefmütterchen gedeiht sowohl auf den besten wie auch den schlechtesten Böden. Wildwachsend ist das Veilchengewächs in den gemäßigten Zonen Europas, in Vorderasien und Nordafrika heimisch. Es wächst gerne in Pflanzengemeinschaft auf Wiesen, den Ackerrainen von Roggenfeldern und auf Brachland, häufig im Halbschatten. Selten erreicht die ein- bis zweijährige zarte Pflanze mehr als 20 cm Höhe. Sie bildet aufrechte, kantige Stängel, die auch verästelt sind. Die Form der Blätter ist gekerbt bis grob gekerbt. An ihren Ansatzstellen finden sich verhältnismäßig große Nebenblätter. Charakteristisch sind die 5-zähligen Blüten. Ihre Farbnuancen schwanken zwischen rein gelb über blau-violett bis hin zu weiß-rosa, häufig mit allen drei Farben in einer Blüte. Ernten Sie das gesamte Kraut (Blüten und Blätter) wildwachsender Pflanzen in den Monaten Mai bis September. Anschließend rasch an einem luftigen und schattigen Ort trocknen.

Das Acker-Stiefmütterchen stärkt innerlich wie äußerlich angewendet den Hautstoffwechsel und ist hilfreich bei Juckreiz und Entzündungen der Haut. Daher umfasst das Anwendungsspektrum alle Arten von Hautausschlägen, Ekzemen, Akne, Milchschorf, Schuppenflechte und Neurodermitis.

WICHTIGE INHALTSSTOFFE Flavonoide, Carotinoide, Anthocyane, Schleimstoffe, Phenolcarbonsäuren, Gerbstoffe, Saponine, etwas ätherisches Öl, in den Blüten die Vitamine C und E

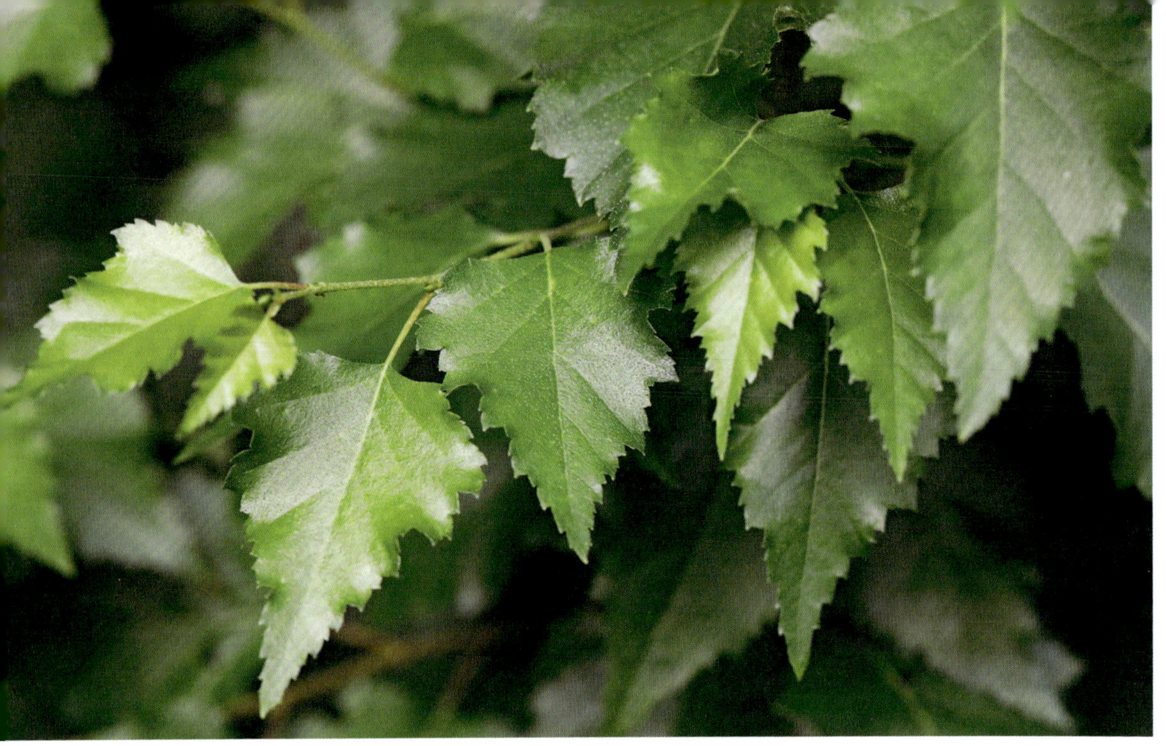

Die in Birkenblättern enthaltenen Flavonoide und Mineralsalze entwässern und entschlacken den Körper.

BIRKE

BETULA PENDULA

Die Hänge-Birke ist einer der markantesten Bäume, mit ihrem weiß-schwarzen Stamm und den herabhängenden Ästen erkennt sie jeder schon aus der Ferne. Birken sind außerordentlich frostharte Bäume. Sie lieben die feuchten Böden, werden etwa 120 Jahre alt und erreichen Wuchshöhen von bis zu 25 Metern. Die zarten, jungen und noch etwas klebrigen Birkenblätter können Sie im Frühjahr einfach von den Ästen abstreifen, sie wachsen wieder nach; aber auch kräftigere Blätter können Sie bis Anfang Juni ernten und verwenden. Um die Vorzüge der Blätter das ganze Jahr über zu nutzen, bietet sich eine Bevorratung durch Trocknen an.

Junge Birkenblätter bringen alles wieder in Fluss, vertreiben die Frühjahrsmüdigkeit, regen die Nieren an, ohne sie zu reizen, reinigen das Blut und die Haut. Durch die Anregung der Nierenfunktion und des Stoffwechsels sind sie ein bedeutendes Blutreinigungsmittel bei Frühjahrskuren und zum Ausbalancieren des Wasserhaushalts. Erstarrtes, was sich auf körperlicher Ebene als schmerzhafte Ablagerung (Rheuma, Gicht) äußert, bringen sie wieder zum Fließen. Die entschlackende und entwässernde Wirkung der Blätter ist vor allem durch die reichlich vorhandenen Flavonoide und Mineralsalze begründet.

WICHTIGE INHALTSSTOFFE Flavonoide mit der Hauptkomponente Hyperosid, ätherisches Öl, Bitterstoffe, Gerbstoffe, Salicylate, Vitamin C, Mineralien

BRENNNESSEL

URTICA DIOICA

Namensgebend für die hier beschriebene Große wie auch für die Kleine Brennnessel (*Urtica urens*) sind die Brennhaare auf den gesägten Blättern und den Stängeln, die bei Berührung brennenden Juckreiz auf der Haut verursachen. Verantwortlich für die Hautreaktion sind vor allem die enthaltenen Stoffe Histamin und Ameisensäure.
Die Brennnessel ist nicht nur eine wehrhafte, sondern auch eine sehr alte Pflanze – was man unter anderem an ihren grünen Blüten erkennen kann. Auf feuchten, humosen, nährstoffreichen Böden wächst die Brennnessel besonders gut. Sie liebt ganz besonders den Stickstoff und wird deshalb auch als „Stickstoffzeigerpflanze“ bezeichnet. Wildwachsend findet man sie im Garten, auf Wiesen, an Wegrändern, auf Schutthalden und Kahlschlägen. Der ideale Erntezeitpunkt für das Kraut und die Blätter liegt vor ihrer Blüte, wenn die Pflanze zart und faserarm ist, aber voller Energie und Nährstoffe steckt.
Einige bezeichnen die Brennnessel abschätzig als „Unkraut“, dabei ist sie eine der wichtigsten heimischen Heilpflanzen überhaupt. In der Erfahrungsheilkunde ist die Brennnessel beliebt als wesentlicher Bestandteil von Frühjahrskuren zur so genannten Entschlackung und Ausleitung. Das hat insbesondere mit ihrer harntreibenden Wirkung zu tun, welche die enthaltenen Mineralstoffe, insbesondere Kalium, ausüben. Allerdings kommt dieser Effekt nur zum Tragen, wenn gleichzeitig auch ausreichend Flüssigkeit zugeführt wird. Wegen ihrer entzündungshemmenden Eigenschaften findet sie zur inneren Anwendung bei Rheuma, Gicht und anderen rheumatischen Erkrankungen, aber auch bei Ödemen und Verschleimung Einsatz. Äußerlich nutzte man sie zur Wundbehandlung, zum Blutstillen und bei Fisteln und Furunkeln auf der Haut.

WICHTIGE INHALTSSTOFFE Flavonoide, organische Säuren, ätherisches Öl, die Vitamine C, B, und K sowie Steroide, Mineralstoffe (Kalium, Kalzium und Kieselsäure), in den Brennhaaren Histamin, Serotonin, Acetylcholin

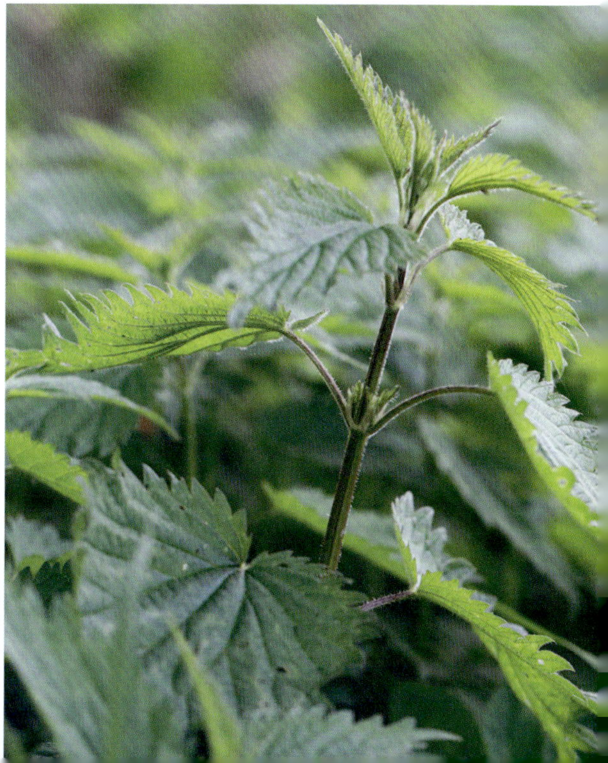

Die Brennnessel ist eine der wichtigsten heimischen Heilpflanzen.

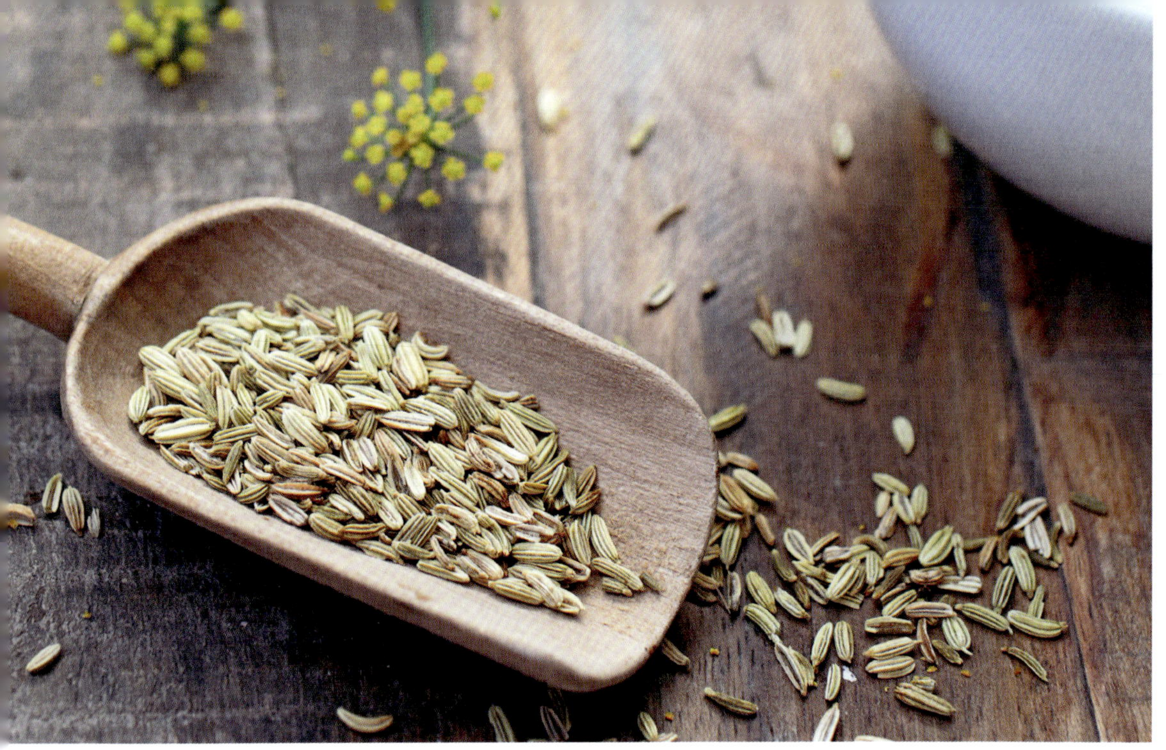

Fenchelfrüchte sind ein wichtiger Bestandteil von Rezepten bei allen Magen-Darm-Beschwerden.

FENCHEL

FOENICULUM VULGARE

Die große, ein- bis mehrjährige Fenchelstaude stammt aus dem Mittelmeergebiet und zeichnet sich durch den charakteristischen Geruch aus. Heute wird das Doldenblütengewächs auch bei uns angebaut. Fenchel gedeiht am besten in warmen Lagen. Selten verwildert er und ist dann auf gartennahem Ödland anzutreffen. Kennzeichnend sind die feinen, dünn zerfederten Blätter und die endständigen großen Dolden mit den sattgelben Einzelblüten. Der Fruchtknoten bringt eine Spaltfrucht hervor, deren Teilfrüchte fünf stark hervortretende Rippen besitzen. Reife Fenchelsamen fallen meist von selbst vom Blütenstand ab. Gut getrocknet, lassen sie sich dunkel und kühl mehrere Jahre lang lagern.

Fenchel, insbesondere die Früchte des bitteren Fenchels, gelten als Allheilmittel in der Klosterheilkunde. Für alle Hildegard-Anhänger sind Fenchelfrüchte ein wichtiger Bestandteil während der Fastentage. Fenchel ist ein Universalmittel bei allen Magen-Darm-Beschwerden, insbesondere bei Blähungen, aber auch Hustenstiller und hilfreich bei Übersäuerung. Er räumt mit den Fäulnisstoffen im Darm auf und ist so ein Reinigungsmittel.

WICHTIGE INHALTSSTOFFE Ätherisches Öl mit trans-Anethol und Fenchon, fettes Öl, Eiweiß, Phenolcarbonsäuren, Cumarine, Furanocumarine, Flavonoide (Kaempferol, Quercetin) und Sterole

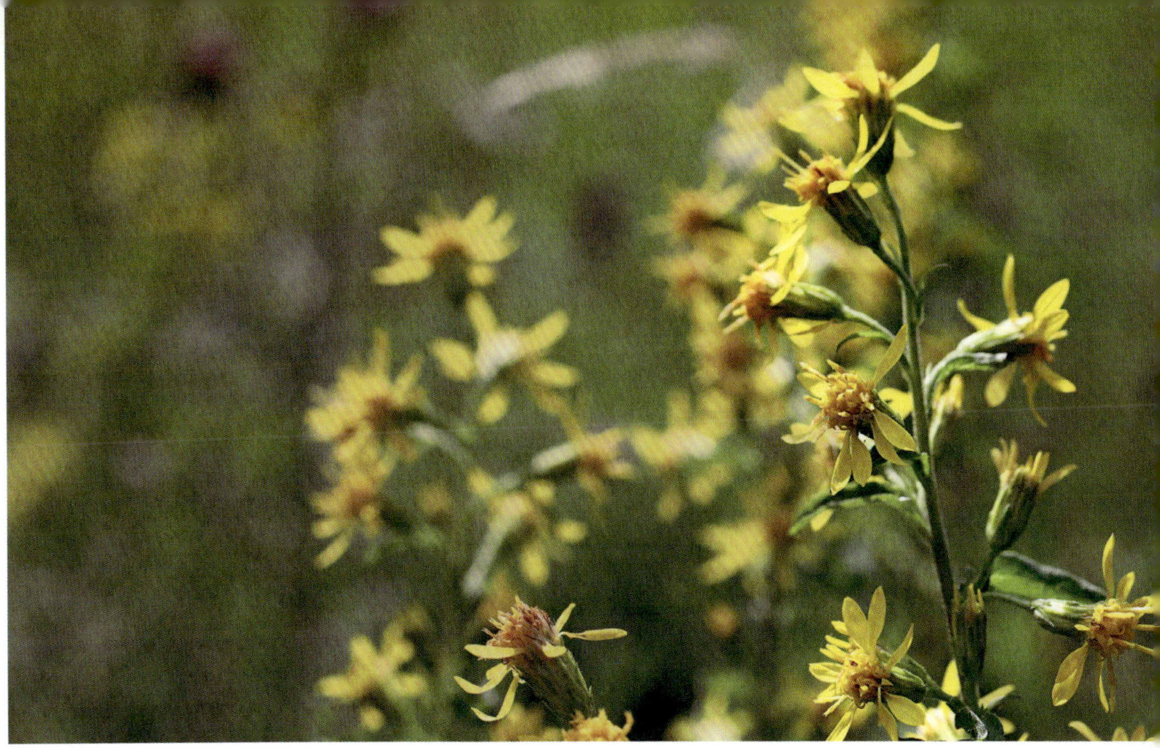

Goldrute ist ein Universalmittel.

GOLDRUTE

SOLIDAGO VIRGAUREA

Die Echte Goldrute ist eine mehrjährige Pflanzenart aus der Familie der Korbblütler. Sie ist in Europa, Asien und Teilen Nordamerikas heimisch, mag es warm und bevorzugt offene, sonnige Standorte, lichte Wälder, trockene Wiesen und Kahlschläge. Sie wird bis zu 1 m hoch, hat schmale, lanzettliche Blätter und zeichnet sich durch leuchtend gelbe Blütenköpfchen aus, die einfache oder zusammengesetzte Trauben bilden. Die Blütezeit erstreckt sich von Juli bis September. Die Ernte der Goldrute erfolgt zu Beginn der Blütezeit. Medizinisch genutzt werden die Blütenköpfe sowie bis zu 20 % Blätter und Stängelanteile. Schneiden Sie die oberen 15 cm der Pflanze ab und hängen Sie die Pflanzenteile kopfüber zum Trocknen im Schatten auf. Das Universalmittel Goldrute fehlt eigentlich in keinem Entgiftungskonzept, da sie einerseits die Nieren anregt, ohne sie zu reizen, anderseits das Pfortadersystem der Leber entlastet. Die Goldrute wirkt überdies auch leicht krampflösend und entzündungshemmend. Einige Inhaltsstoffe der Goldrute wirken auch deutlich hemmend auf Bakterien und Erreger von Harnwegsinfektionen. Goldrutenanwendungen haben sich bewährt zur Vorbeugung bei Harnsteinen und Nierengrieß und bei Reizblase, begleitend bei rheumatischen Beschwerden und stoffwechselbedingten Hauterkrankungen.

WICHTIGE INHALTSSTOFFE Phenolglykoside, Flavonoide, Triterpensaponine, Gerbstoffe, Kaffeesäurederivate, ätherische Öle

GUNDELREBE, GUNDERMANN

GLECHOMA HEDERACEA

Die Gundelrebe kriecht meist entlang von Hecken und Zäunen auf dem Boden dahin. Sie gilt als „Landstreicher" unter den vielen Heilkräutern und bildet da, wo sie sich wohl fühlt, als eines der ersten Frühjahrskräuter mitunter dichte Polster. Gundermann ist ein Kraut der Erfahrungsheilkunde, daher gibt es wenig wissenschaftliche Studien zu dieser Heilpflanze.

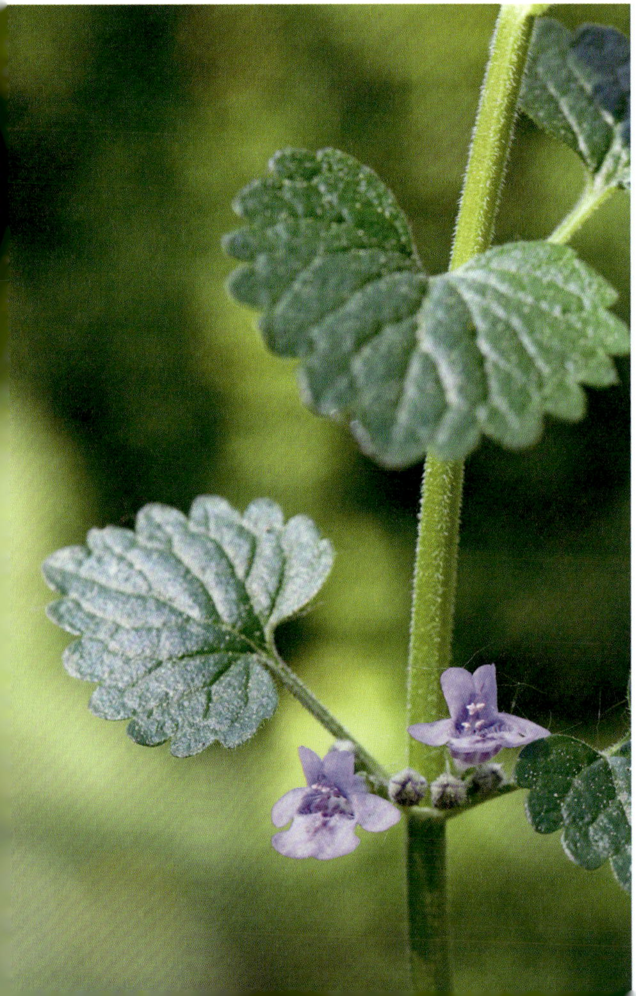

Das Wirkspektrum umfasst entzündungshemmende, magen- und leberschützende, oxidationshemmende, schmerzstillende, blutdruck- und blutzuckersenkende wie auch harntreibende Eigenschaften. Traditionell wird die innere Anwendung von Gundermann zur Behandlung von eitrigen Prozessen in den Bronchien, bei Verschleimung der oberen und unteren Atemwege wie Schnupfen, Rachenkatarrh, Schleimhautentzündungen und Asthma verwendet. Auch Erkrankungen des Urogenitaltrakts wie eine Reizblase werden damit behandelt. Eine recht häufige Anwendung ist die Beigabe von Gundermannkraut bei Frühjahrskuren zur Anregung des Gesamtstoffwechsels und zur Ausleitung von Stoffwechselendprodukten. Gesammelt werden die oberirdischen Teile des blühenden Krauts. Das gesamte Kraut (also Blätter, Blüten und Stängelanteile) rasch in dünnen Lagen bei Zimmertemperatur auf einem Rost trocknen. Wegen der leicht flüchtigen Öle das Kraut beim Trocknen nicht überhitzen oder im Backofen trocknen.

WICHTIGE INHALTSSTOFFE Flavonoide, ätherisches Öl, Polyphenole (Phenolsäuren, Gerbstoffe), Vitamin C, Saponine, Mineralstoffe (Kalium, Kieselsäure), organische Säuren

Gundelrebe wird traditionell bei zahlreichen Beschwerden der Atemwege eingesetzt.

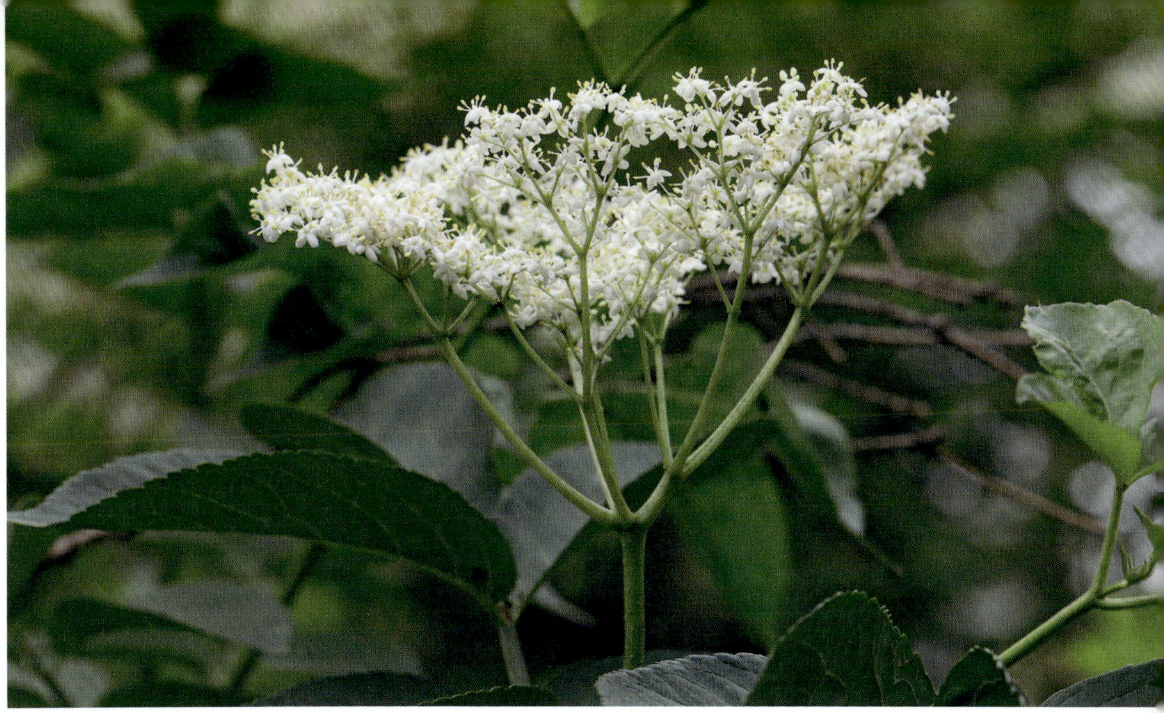

Im Volksmund heißt es, dass ein Holunder im Garten eine ganze Apotheke ersetzt.

HOLUNDER, SCHWARZER

SAMBUCUS NIGRA

Der Schwarze Holunder ist ein breitbuschiger Strauch, der in ganz Europa und Asien verbreitet ist. Er ist sehr anpassungsfähig und gut schattenverträglich, auch wenn er dadurch weniger blüht und fruchtet. Das wärmeliebende Gehölz kommt in Hecken, Gebüschen, Waldlichtungen, Misch- und Auwäldern und aufgrund des Stickstoffangebotes auch oft in Siedlungsnähe vor. Die flachen, cremefarbenen Blütenstände verwandeln den Strauch zu Beginn des Frühsommers in ein auffallendes Blütengehölz. Die Schirmrispen (umgangssprachlich meist als „Dolden" bezeichnet) duften stark nach Muskatwein und Honig und werden am besten mit einer Schere geerntet. Die violett-schwarzen „Beeren" reifen im September heran. Geerntet werden nur Fruchtstände, an denen alle Früchte komplett schwarz durchgefärbt sind.

Ein Holunder im Garten ist so wertvoll wie eine ganze Apotheke, sagt der Volksmund. Der Blütentee reinigt die Schleimhäute, bringt den Körper ins Schwitzen und entgiftet so über die Haut. Der burgunderrote Holundersaft und der Beerentee stärken die Abwehrkräfte, reinigen den Darm und unterstützen den Körper bei der Ausscheidung von Giften. Generell müssen Holunderbeeren vor dem Verzehr erhitzt oder abgekocht werden, damit die leicht giftigen Inhaltsstoffe ihre Wirkung verlieren.

WICHTIGE INHALTSSTOFFE Flavonoide, ätherisches Öl, Gerbstoffe, Phytosterine, in den Beeren auch Vitamin C, B-Vitamine, Anthocyane und das cyanogene Glykosid Sambunigrin.

KAMILLE

MATRICARIA CHAMOMILLA

Die Echte Kamille wird seit der Antike als Heilpflanze verwendet. In Europa ist das einjährige Korbblütengewächs weit verbreitet. Typische Kennzeichen der Echten Kamille sind ihr starker Kamillengeruch und ein hohler, kegelförmiger Blütenboden. Dieser ist mit gelben Röhrenblüten und außen mit einem Kranz weißer Zungenblüten besetzt. Äcker und Ödland verhelfen der Kamille zu üppigem Wachstum. Sie bevorzugt nährstoffreiche, humose Böden, vor allem Ton- und Lehmböden.
Die krautige Pflanze hat doppelt oder dreifach gefiederte Blätter und erreicht Wuchshöhen von bis zu 50 cm. Kamillenblüten ernten Sie am besten an einem sonnigen Sommertag ohne Regen um die Mittagszeit herum. Dann sind die Blüten vollständig geöffnet und der Gehalt an ätherischen Ölen am höchsten.
Die Blüten der Echten Kamille gehören in jede Hausapotheke. Ob entzündungsbedingte Magen-Darm-Beschwerden oder Hautreizungen – Kamillenblütenextrakte können eine Vielzahl von Beschwerden lindern. Sie haben insbesondere eine schleimhautschützende, entzündungshemmende, aber auch antibakterielle Wirkung. Nicht zuletzt hat die Kamille eine beruhigende Wirkung auf das Nervensystem. Kamillenblüten können sowohl äußerlich als auch innerlich angewendet werden und erweisen sich dabei medizinisch als ein wahrer Tausendsassa, beispielsweise auch als Zusatz für den Einlauf. Wer beim Fasten eine gewisse Unruhe wahrnimmt, beruhigt die Nerven zum Beispiel mit einer Tasse Kamillentee kombiniert mit Melisse.

WICHTIGE INHALTSSTOFFE Ätherische Öle mit Bisabolol und Matricin, Flavonoide (Apigenin, Quercetin), Cumarine

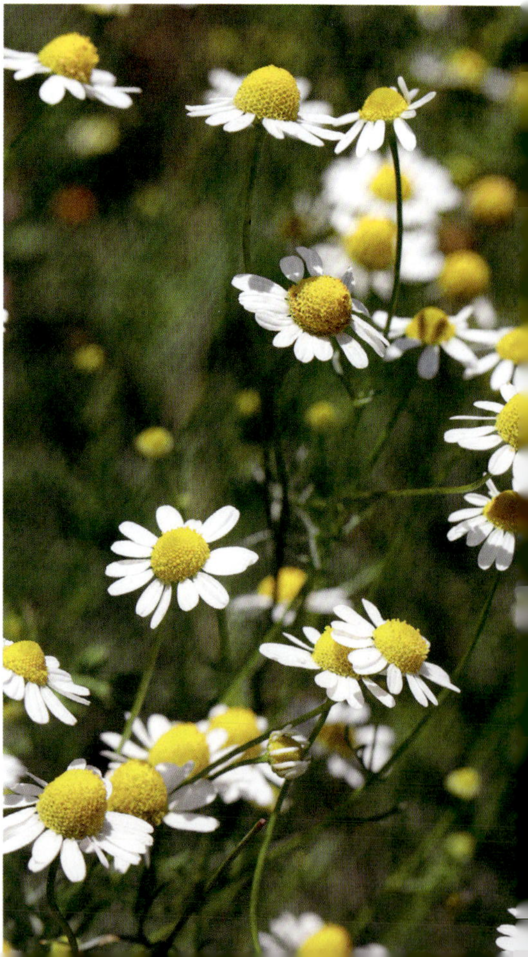

Die Echte Kamille erkennt man an ihrem Geruch und am hohlen, kegelförmigen Blütenboden.

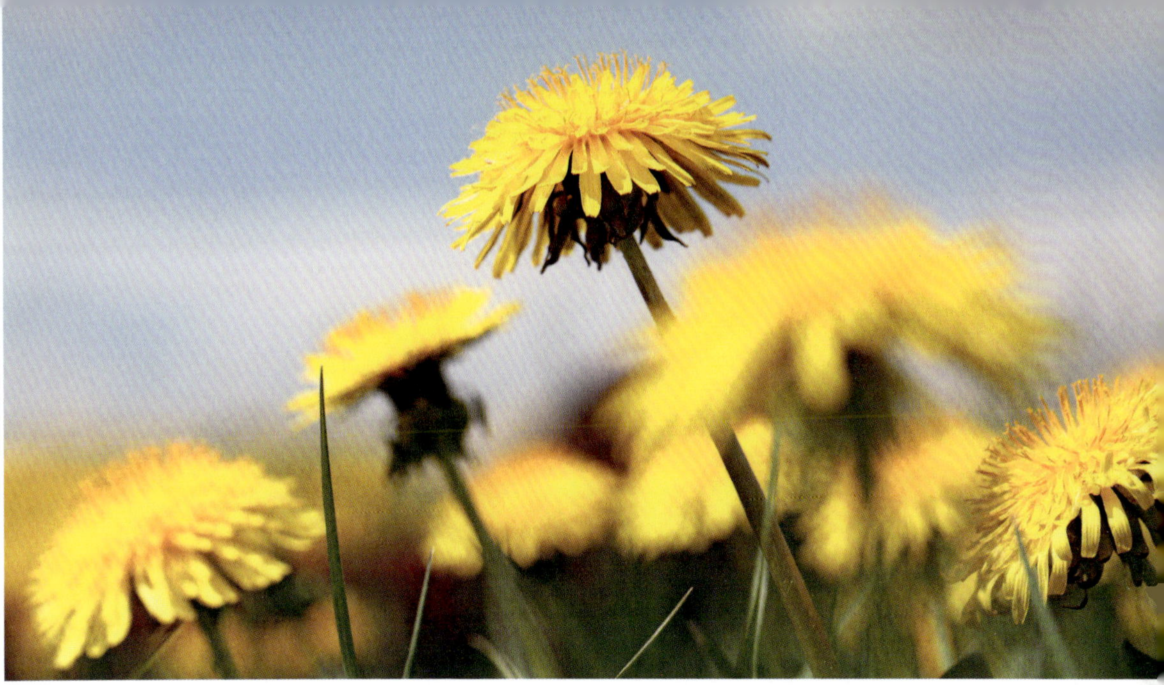

Von wegen Unkraut: Löwenzahn ist ein Kraftpaket an Mineralstoffen, Vitaminen und sekundären Pflanzenstoffen.

LÖWENZAHN

TARAXACUM SECT. RUDERALIA

Der Löwenzahn ist eine ausdauernde krautige Pflanze mit Wuchshöhen zwischen 10 und 30 cm. Mit seinen sägeförmigen Blättern, den gelben Korbblüten und dem weißen Milchsaft ist er so gut wie allen bekannt. Unterirdisch ist er mit einer starken Pfahlwurzel ausgestattet. Die Blütezeit ist von April bis Juni, oft blüht er auch im Spätsommer bis in den Herbst noch einmal. Löwenzahn ist wirklich anspruchslos: Man findet ihn auf Wiesen, Äckern, an Wegen und in lichten Wäldern. Er ist in ganz Europa, Teilen Asiens und Afrikas sowie in Nordamerika verbreitet. In der Heilkunde werden das Löwenzahnkraut und die Löwenzahnwurzel verwendet. Die Blätter des Löwenzahns sollten noch vor der Blüte geerntet werden, wenn sie noch ganz jung sind, die Wurzeln werden im Herbst gestochen.

Wie alle Wildkräuter ist auch Löwenzahn ein Kraftpaket an Mineralstoffen, Vitaminen und sekundären Pflanzenstoffen, was ihn zu einem hervorragenden Basenbildner und Fastenbegleiter macht. Löwenzahn überzeugt aber vor allem durch seinen Gehalt an Bitterstoffen. Er findet Anwendung zur Entgiftung und Vitalisierung, bei Leberleiden, rheumatischen Beschwerden und um den Appetit anzuregen. Daneben wurde auch eine harntreibende Wirkung nachgewiesen, die auf die hohe Kaliumkonzentration zurückzuführen ist.

WICHTIGE INHALTSSTOFFE Bitterstoffe (Taraxacin), sekundäre Pflanzenstoffe (Triterpene, Flavonoide, Carotinoide), ätherische Öle, Gerbstoffe, Mineralien (Kalium, Calcium, Natrium), Spurenelemente (Eisen, Mangan, Zink), Pflanzenschleime

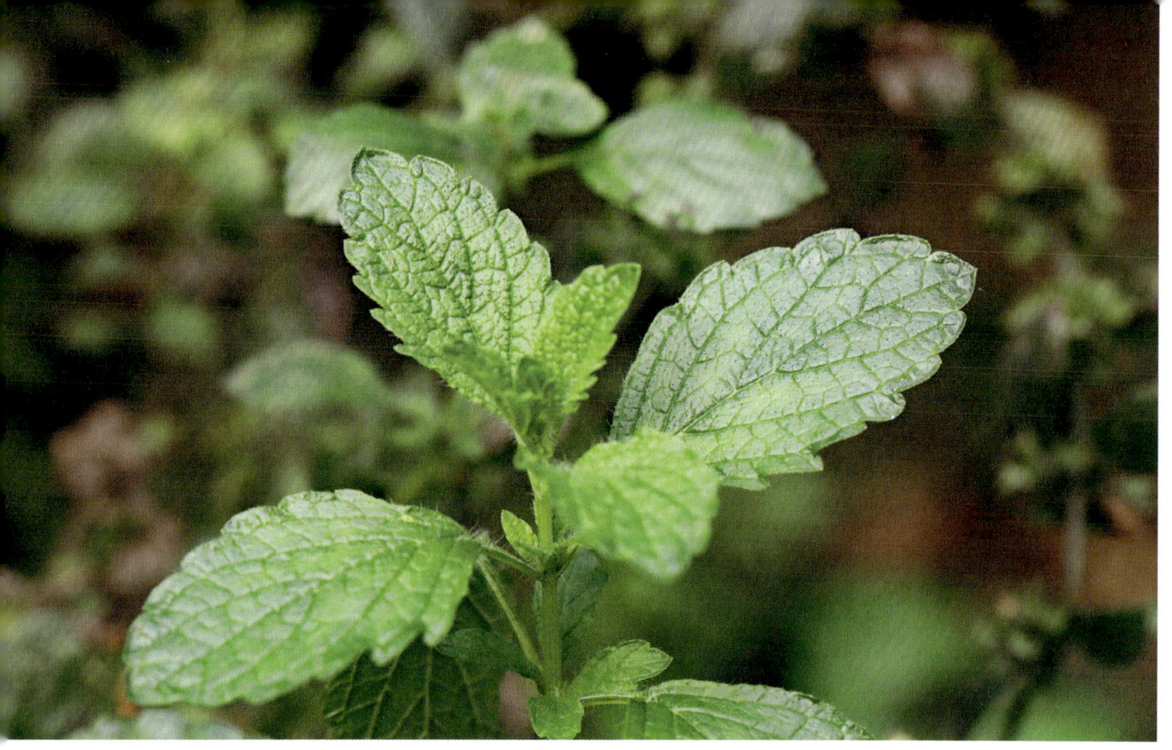

Das sanfte Wesen der Melisse ist Balsam für Körper und Seele.

MELISSE

MELISSA OFFICINALIS

Schon ihr zitronenartiger Duft im Garten verleitet zum Verweilen. Die Melisse gehört zur Familie der Lippenblütengewächse und ist mit den Benediktinermönchen aus dem Mittelmeergebiet zu uns eingewandert. Die prächtige Bienenpflanze muss bei uns angepflanzt werden und erobert mit ihrer Vitalität schnell das Kräuterbeet. Melisse wächst gerne auf feuchten und nährstoffreichen Böden, sie erreicht bis zu 80 cm Wuchshöhe. Die Melisse verliert mit der Blüte, die im Juni beginnt, einen Großteil ihrer Heilwirkung. Für den Vorrat die Blätter um die Mittagszeit herum vor der Blüte sammeln, rasch im Schatten trocknen und in Porzellandosen verschlossen aufbewahren.

Die Melisse hat eine herrlich entspannende und beruhigende Wirkung. Sie entkrampft und hellt die Stimmung auf. Schon in alten Zeiten erkannte man die Herzwirksamkeit und ihren Einfluss auf das Nervensystem. Ihr sanftes Wesen ist Balsam für Körper und Seele, stärkt das Herz, alle Sinnesfunktionen und bildet zudem ein Schutzschild vor ansteckenden Viruserkrankungen, insbesondere vor Herpesviren. Wenn während der Fastenzeit die Gedanken zu sehr kreisen, hilft ein beruhigender Fastentee mit Melisse.

WICHTIGE INHALTSSTOFFE Ätherische Öle mit Citronellal, Citral, Linalool; Gerbstoffe, Rosmarinsäure, Bitterstoffe, Schleimstoffe, Flavonoide, Vitamin C

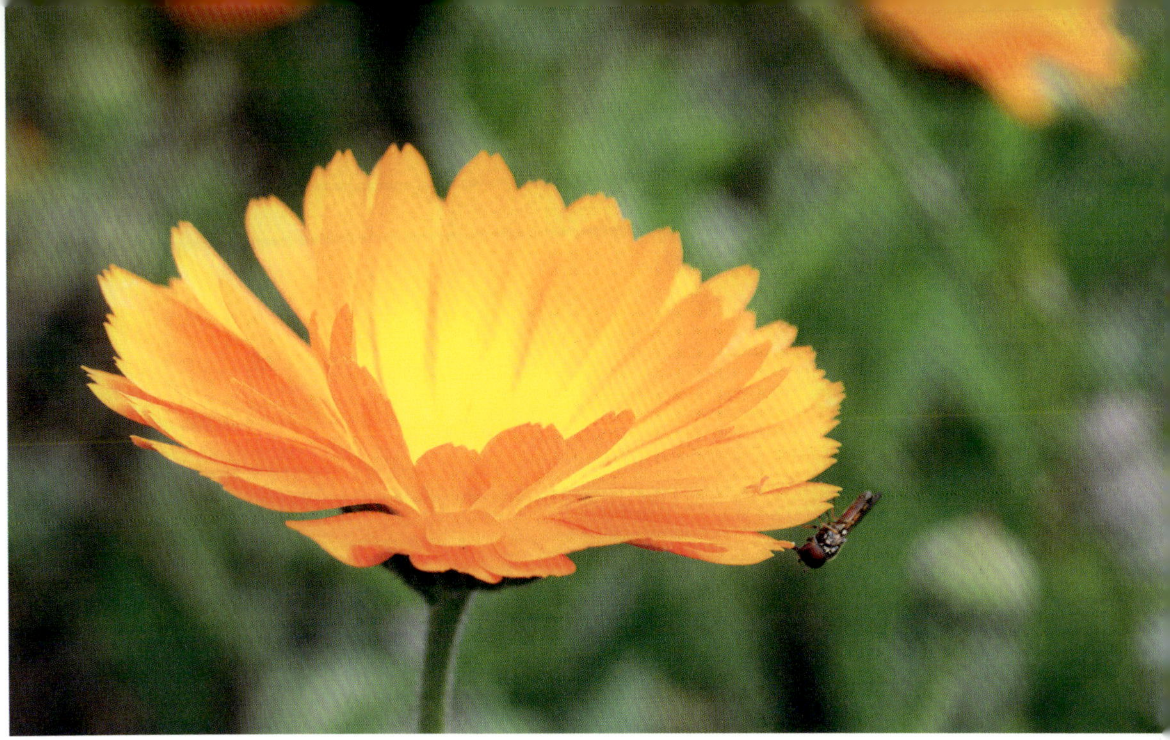

Ringelblume wird vor allem bei Hautbeschwerden und zur Wundheilung genutzt.

RINGELBLUME

CALENDULA OFFICINALIS

Der Name Ringelblume geht auf ihre ringförmigen Früchte zurück. Die Ringelblume ist eine alte Kulturpflanze, die vermutlich schon seit dem 12. Jahrhundert in den heimischen Bauerngärten wächst. Heute trifft man sie vielfach verwildert auf Schuttplätzen, an Wegrändern, Zäunen und in Weinbergen an. Die Ringelblume gedeiht am besten auf lehmigen, nährstoffreichen Böden in der vollen Sonne. Auffallend sind die großen Blütenköpfchen mit einem Durchmesser bis 7 cm, bestehend aus einem Kranz vieler langer, orangefarbener Zungenblüten und im Innern aus einem Polster orangefarbener Röhrenblüten. Blüte- und Erntezeit ist von Juni bis in den Oktober hinein. Verwendet werden in der Heilkunde nur die Zungenblüten ohne Blütenboden.

Bauchkrämpfe sowie Leber-, Milz- und Gallenbeschwerden werden seit jeher mit der Ringelblume behandelt. Ihr Gehalt an Pflanzenfarbstoffen, den Flavonoiden und Carotinen, wirkt antibakteriell, schleimlösend und wundheilend. Heute wird sie vor allem bei Hautbeschwerden oder zur Wundbehandlung genutzt. Als Tee eingenommen wirkt sie leicht krampflösend und beeinflusst die Galleausscheidung, wodurch sie die Verdauung anregt.

WICHTIGE INHALTSSTOFFE Ätherisches Öl, Saponine, Carotinoide, Xanthophylle, Bitterstoffe, Schleime, Flavonoide

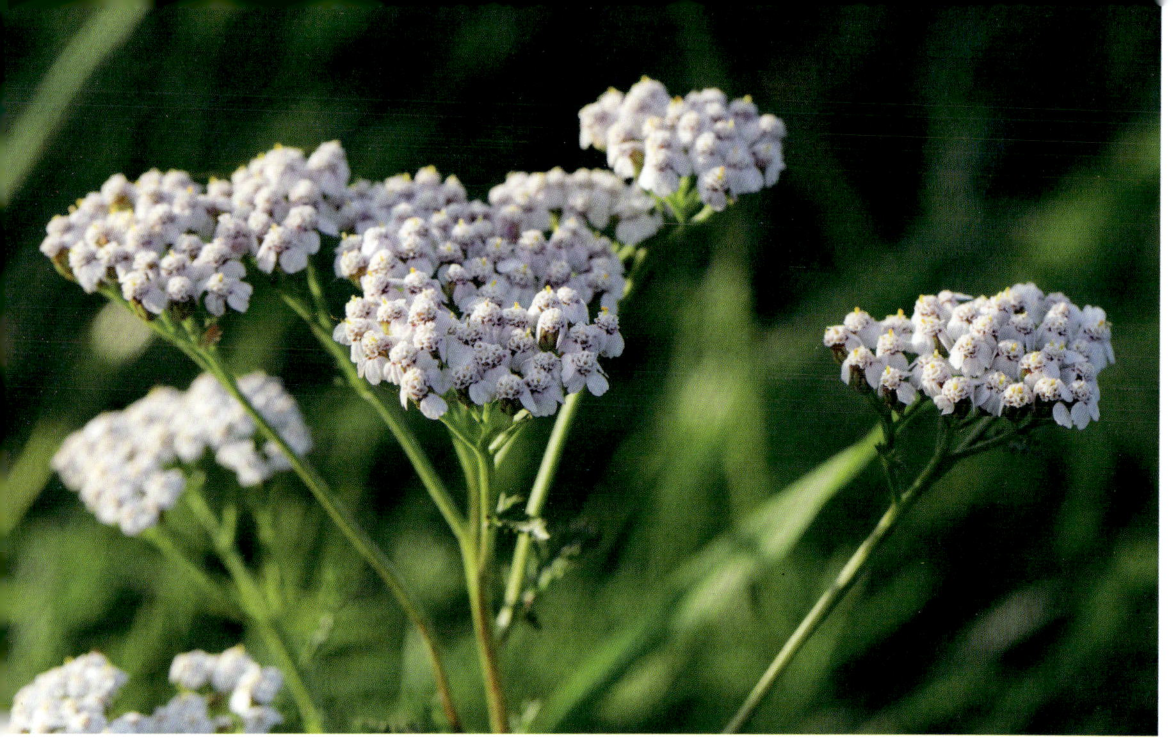

Schafgarbe unterstützt die Selbstreinigungskräfte.

SCHAFGARBE

ACHILLEA MILLEFOLIUM

Nach alten Erzählungen soll Achilles, Held des trojanischen Krieges, mit der Schafgarbe Wunden geheilt haben. Das spiegelt sich im wissenschaftlichen Gattungsnamen Achillea wider. Ihr deutscher Name ist eher der Tatsache geschuldet, dass die Pflanze gerne von Schafen gefressen wird. Die Schafgarbe kann bis zu 80 cm hoch werden und trägt cremeweiße, flache Trugdolden. Oft entdeckt man sie an Wald- und Wegrändern, Böschungen oder auf Halbtrockenrasen in ganz Europa und Teilen Asiens. Die Pflanze bevorzugt sonnige und trockene Standorte. Blütezeit ist von Juni bis in den August. Schafgarbenkraut kann sowohl zur äußerlichen als auch zur inneren Anwendung verwendet werden. Der optimale Erntezeitpunkt ist, wenn die Pflanze in voller Blüte steht. Ernten Sie die oberen 20 cm des Krauts an einem trockenen Tag während der Mittagsstunden. Wen Appetitlosigkeit, Verdauungsstörungen, Magen- oder Unterleibskrämpfe quälen, der weiß sich auf die wohltuende Wirkung der Schafgarbe zu verlassen. Sie hat eine ausgleichende und ausleitende Wirkung, unterstützt und beeinflusst gerade bei einer Fastenkur vor allem unsere Leber, hilft so die Selbstreinigungskräfte zu unterstützen und belastende Stoffe auszuleiten. Als äußerst entlastend und zugleich anregend auf den Leberstoffwechsel hat sich ein Schafgarbenleberwickel (Seite 51) bewährt.

WICHTIGE INHALTSSTOFFE Bitterstoffe, Gerbstoffe, ätherische Öle, Flavonoide, Mineralstoffe wie Kalium und Kupfer

SPITZWEGERICH

PLANTAGO LANCEOLATA

Wegeriche waren in alten Zeiten mächtige Heilpflanzen, was sich heute noch in der Wortendung „rich“ (altdeutsch *rih, rich* = König) ausdrückt. Spitzwegerich ist der Spezialist für die Behandlung entzündeter Atemwege. Spitzwegerich-Zubereitungen verflüssigen den Schleim, somit wird das Abhusten erleichtert.

Für Heilzwecke werden die ganzen, häufiger die zerkleinerten Blätter verwendet. Sie sollten zügig im Halbschatten getrocknet werden. Zeigen sich schwarze Flecken auf den Blättern, sind sie unbrauchbar. Die beste Erntezeit ist im Frühjahr und vor der Blüte, zumal die Blütenpollen den Allergikern Probleme bereiten können.

Seine Schleimstoffe legen sich schützend und reizlindernd auf die wunden und entzündeten Grenzflächen des Atmungstrakts. Die Gerbstoffe sorgen dafür, dass sich entzündete und verdickte Schleimhäute wieder zusammenziehen und weniger Viren an die Zellen andocken können, Kieselsäure und Zink unterstützen die Wundheilung. Daher kann Spitzwegerich Teil der Fastenheilkräuter sein, vor allem wenn sich Schleim in den Atemwegen bildet. Aucubin hat neben virenhemmenden auch antibakterielle Eigenschaften.

WICHTIGE INHALTSSTOFFE Iridoidglykoside (Aucubin, Catapol), Flavonoide, Kaffeesäurederivate, Kieselsäure, Eisen, Zink und Kalium sowie Gerbstoffe und Schleimstoffe

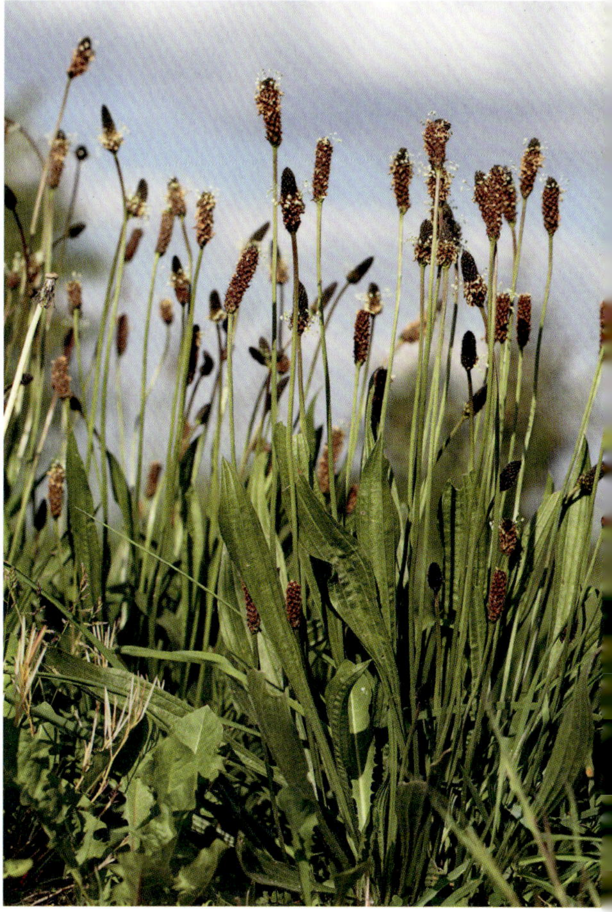

Spitzwegerich: hilfreich bei Entzündungen der Atemwege.

THYMIAN UND QUENDEL

THYMUS VULGARIS UND THYMUS SERPYLLUM

Thymian ist ein aromatischer Zwergstrauch mit sehr kleinen, unterseitig behaarten Blättern und einem nach unten eingerolltem Blattrand, was den Blättern ein nadelartiges Aussehen verleiht. Seine Herkunft ist das Mittelmeergebiet, weshalb er sonnige, sandige und eher karge Böden bevorzugt. Sofern die Winter nicht allzu kalt sind, überwintert er auch in unseren Gärten.

Mit dem Thymian eng verwandt ist der heimische Quendel, der gerne in den Hildegard-von-Bingen-Fastentees mit zugesetzt wird. Thymian- wie auch Quendelkraut wird am besten im Hochsommer geerntet. Hängen Sie die Bündel an einem dunklen, sauberen, luftigen und trockenen Ort kopfüber auf. Nach dem Trocknen die Blätter zwischen den Fingern abstreifen.

Das ätherische Öl fördert die Bildung des Bronchialsekrets, aktiviert die Schleim abtransportierenden Flimmerhärchen in den Bronchien, hemmt das Wachstum von Bakterien und Viren und lindert Entzündungen. Aufgrund seiner auswurffördernden und krampflösenden Wirkung kann Thymian Husten lindern. Er wird aber auch bei Völlegefühl, Darmträgheit, Appetitlosigkeit, Blähungen und Magen-Darm-Infekten verwendet. Bei beginnender bakterieller Blasenentzündung kann er hilfreich sein, zumal er auch harntreibende Komponenten hat.

WICHTIGE INHALTSSTOFFE Ätherisches Öl mit Thymol und Carvacrol sowie Lamiaceengerbstoffe, Rosmarinsäure und Kaffeesäure

Thymian wird in der Kräuterheilkunde vielfältig eingesetzt.

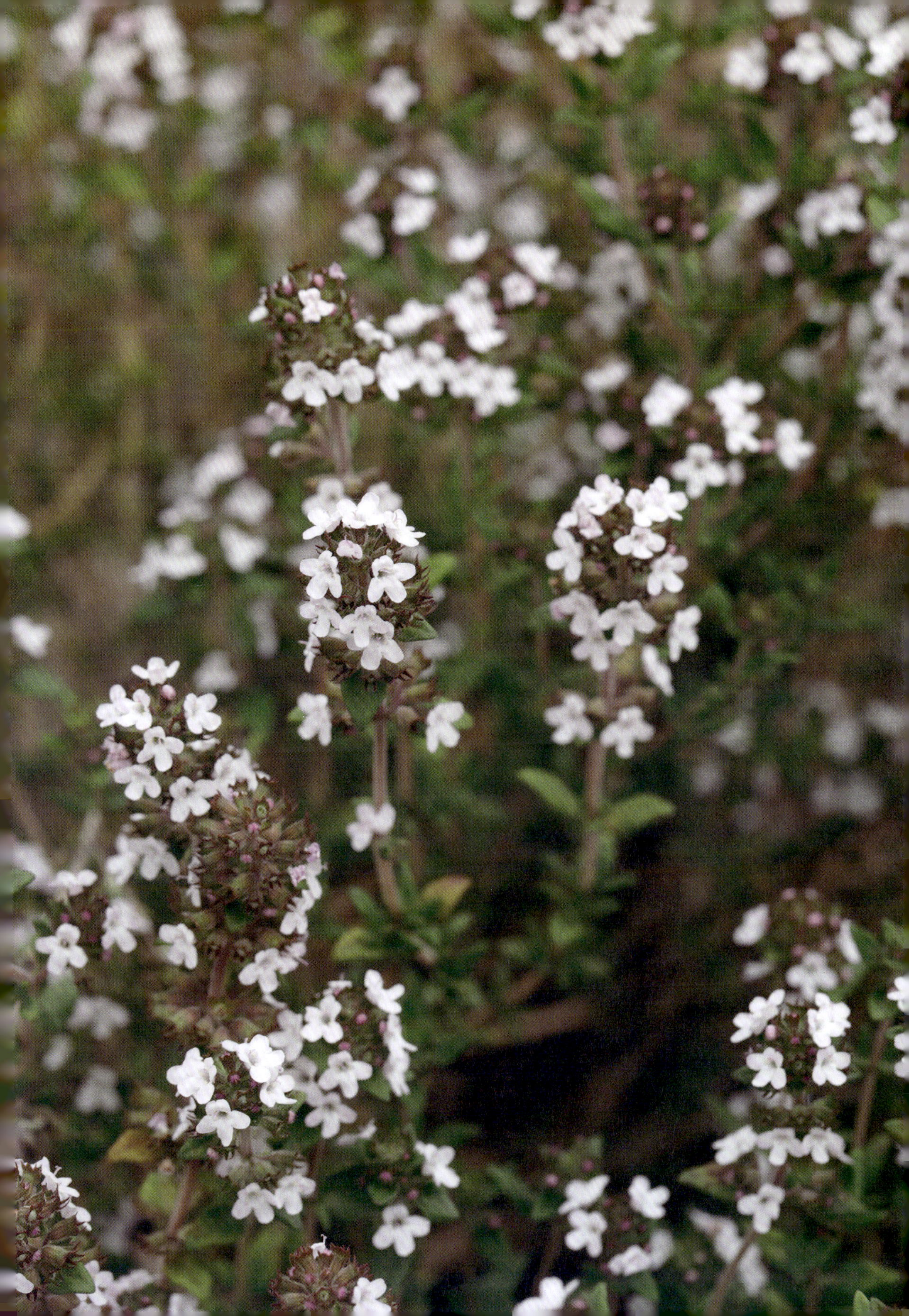

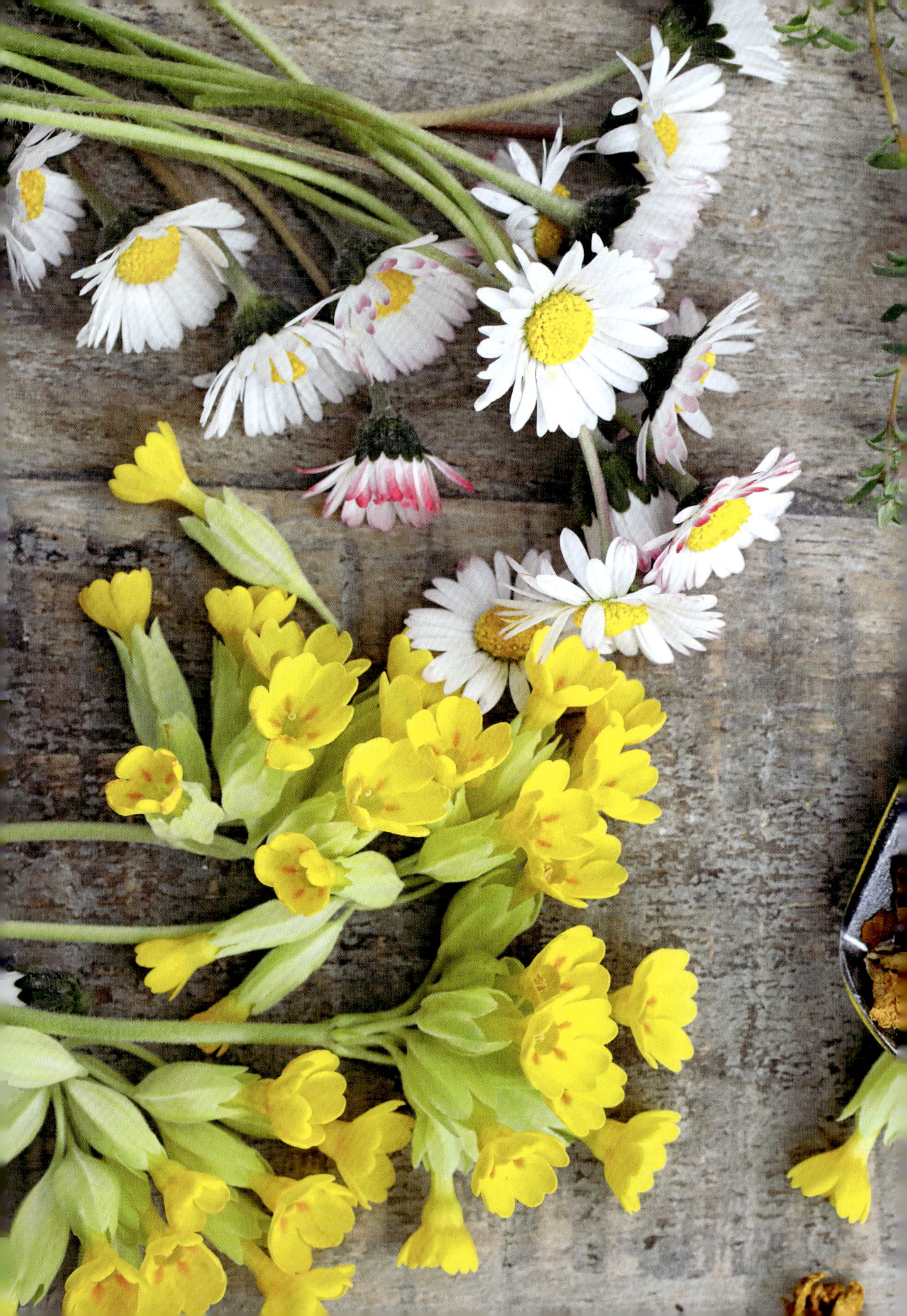

BESCHWERDEFREI DURCH DIE FASTENZEIT

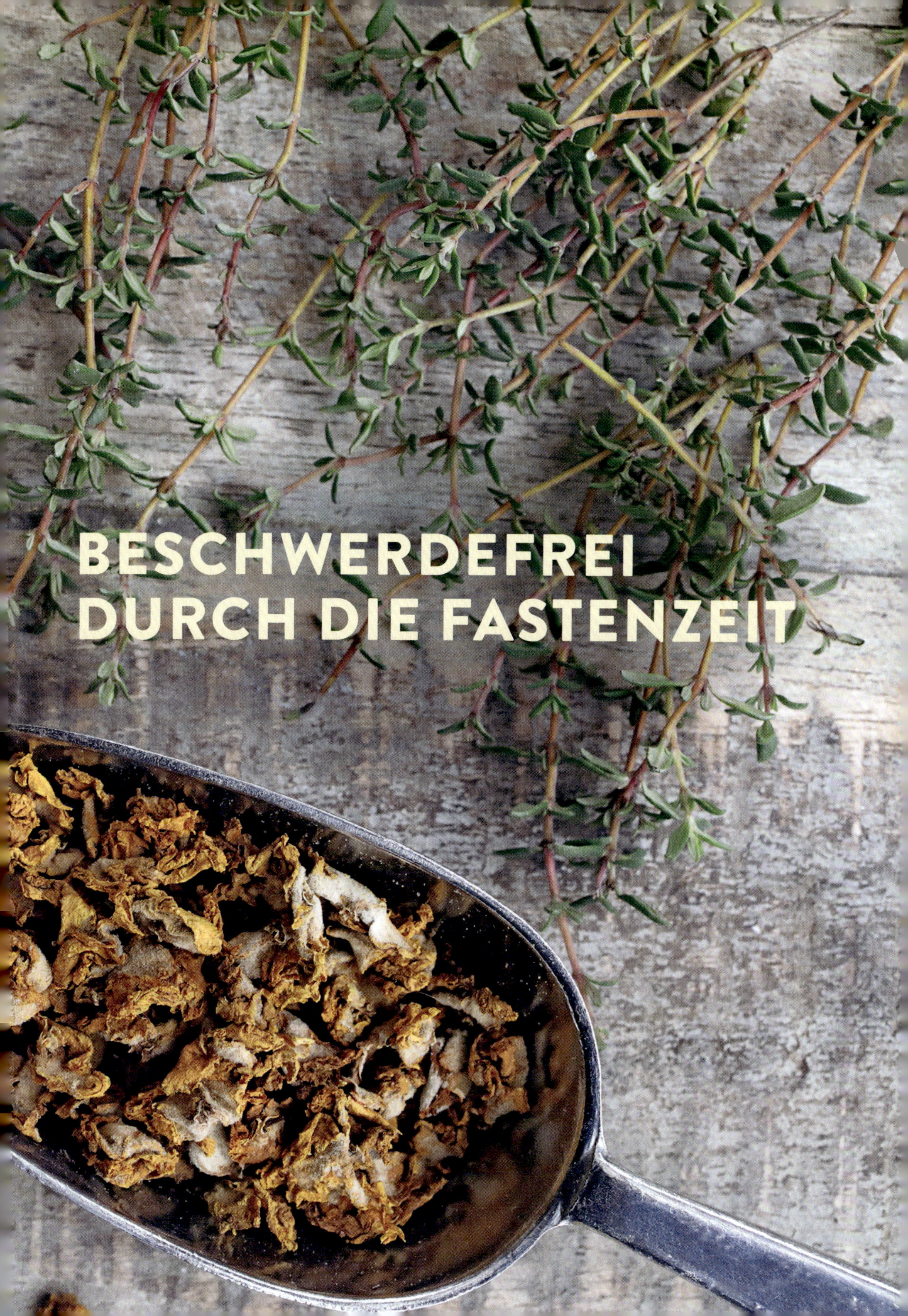

Verdauungsbeschwerden

Durch die anfängliche Umstellung des Essverhaltens und die beginnende Entgiftung im Körper sind Beschwerden möglich, sie müssen jedoch nicht auftreten.
Verdauungsstörungen in Form von leichten Darmkrämpfen, Blähungen, Verstopfung, Durchfall oder Aufstoßen können während und nach den eigentlichen Fastentagen bei einigen auftreten. Die Gründe sind vielfältig: Dünn- und Dickdarm sind außerhalb der Fastenzeit wahre Schwerstarbeiter, denen ab und an eine Verschnaufpause guttut.

GEWAPPNET GEGEN GELÜSTE

Vor allem Erstfaster fürchten sich vor Hungerattacken. Hunger ist zunächst ein biologischer Reiz unseres Körpers, der uns nahelegt, auf Nahrungssuche zu gehen. Viele Einsteiger stellen sich vor, dass einem beim Fasten jeden Tag der Magen knurrt und das Ganze mehr eine Qual als eine Befreiung ist. In der Regel hat man jedoch keinen Hunger während des Fastens, wenn man sich mental gut auf die Fastenwoche eingestimmt hat und eine gründliche Darmentleerung erfolgt ist. Durch die Stilllegung des Magen-Darm-Traktes werden keine Hungersignale mehr an das Gehirn gesendet. Gelegentlich können ein Bauchgrummeln oder ein Appetitverlangen auftreten, was aber nicht mit dem üblichen Hungergefühl vergleichbar ist. Mit einem Bitterspray können Sie die Zunge einsprühen. Das bremst ganz allgemein die Esslust, vor allem Heißhunger auf Süßes.

Durch den Nahrungsverzicht wird es im Darm aber ruhig, da der Körper die Produktion der Verdauungssäfte zum Großteil einstellt. Deshalb kann er schon mal träge werden und den Nahrungsbrei nach der Fastenzeit nur langsam vorwärtsschieben. Durch die Umstellungen der Darmflora oder auch durch Reste von nicht ausgeschwemmtem Darminhalt können sich Gase entwickeln, die eventuell zu Blähungen führen. Sollte es zu Bauchschmerzen kommen, hilft ein Bauchwickel mit Kräuterzusätzen und feuchter Wärme oder ein Entblähungstee. Waren die Abführmaßnahmen zu stark, kann sich Durchfall entwickeln. Dann sollten Sie die Abführmaßnahmen reduzieren. Möglicherweise ist aber auch eine Fehlbesiedelung im Darm ursächlich für den Durchfall verantwortlich. Wer ohnehin einen empfindlichen Magen hat, kann es statt der üblichen Brühen und Säfte auch mit Schleimfasten probieren.

REZEPTE UND MASSNAHMEN BEI VERDAUUNGSBESCHWERDEN

STOPFTEE 1

Bei leichtem Durchfall und Verdauungsbeschwerden

- 25 g Brombeerblätter
- 15 g Frauenmantelkraut
- 10 g Pfefferminzblätter

1 TL der Kräutermischung mit 1 Tasse siedendem Wasser übergießen, 10 min ziehen lassen, dann abseihen. Davon 2–3 Tassen täglich trinken.

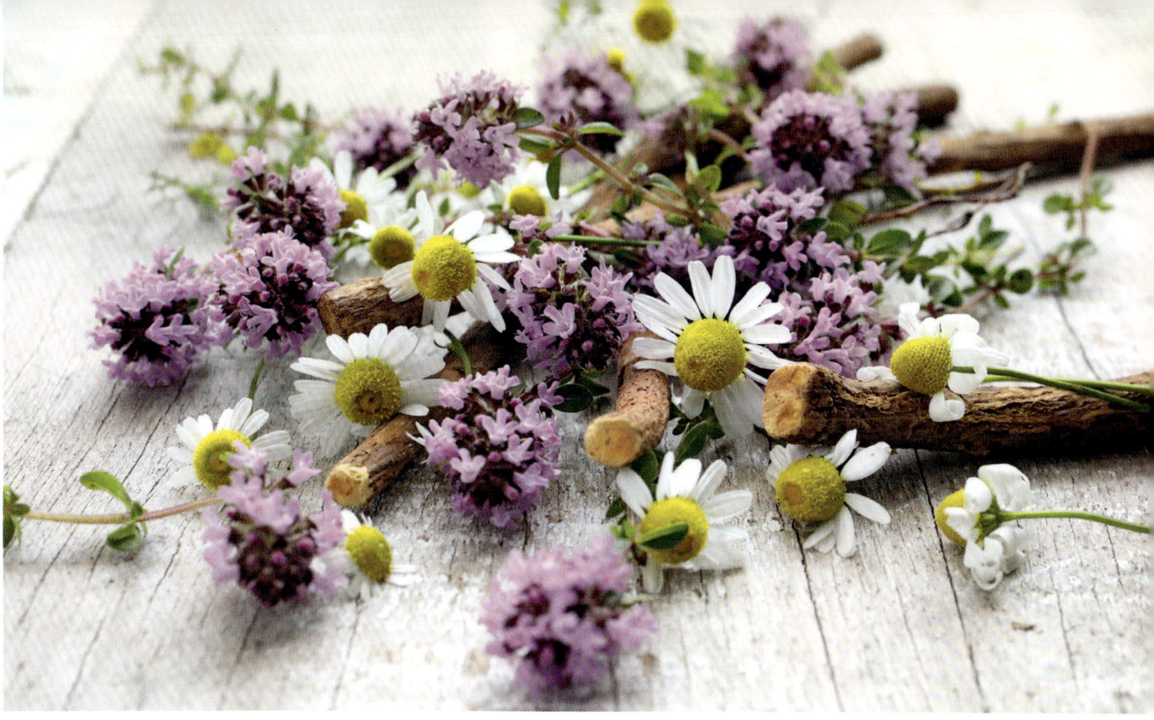

Hilft bei Magenbeschwerden: ein Tee aus Kamille, Quendel und Süßholzwurzel.

STOPFTEE 2

Bei stärkeren Durchfällen

- 25 g Blutwurz
- 10 g Engelwurz
- 15 g Pfefferminzblätter

1 TL der Kräutermischung mit 1 Tasse siedendem Wasser übergießen, 10 min ziehen lassen, dann abseihen. Davon 2–3 Tassen täglich trinken.

STOPFTEE 3

Für die Aufbautage und danach

- 20 g Faulbaumrinde
- 20 g Pfefferminzblätter
- 5 g Tausendgüldenkraut

1 TL der Mischung mit 1 Tasse siedend heißem Wasser übergießen, nach 10 min abseihen. 2 Tassen täglich trinken.

Tipp: 1 TL Heilerde in Wasser gerührt und zwischen den Teeanwendungen getrunken, unterstützt die stopfende Wirkung und den Detox-Effekt.

BESCHWERDEN IM MAGEN

Bei empfindlicher Magenschleimhaut und Aufstoßen

- 30 g Kamillenblüten
- 10 g Süßholzwurzel
- 10 g Thymian- oder Quendelkraut

1 TL der Mischung mit 1 Tasse siedend heißem Wasser übergießen, nach 10 min abseihen. 2 Tassen täglich trinken.

ENTBLÄHUNGSTEE

Der Klassiker

- 20 g Fenchelfrüchte, frisch angestoßen
- 20 g Kümmelfrüchte, frisch angestoßen
- 20 g Anisfrüchte, frisch angestoßen

1 EL der Früchtemischung mit 1 großen Tasse noch siedendem Wasser überbrühen, 20 min zugedeckt ziehen lassen, dann abseihen. Bis zu 2 Tassen täglich noch warm in kleinen Schlucken trinken.

ENTBLÄHUNGSTEE

Für sensible Naturen

- 25 g Melissenblätter
- 25 g Fenchelfrüchte, frisch angestoßen
- 25 g Kümmelfrüchte, frisch angestoßen

2 TL der Mischung mit 250 ml siedend heißem Wasser übergießen, 10 min ziehen lassen, dann abseihen. Davon 2–3 Tassen täglich warm und in kleinen Schlucken trinken.

FEUCHT-WARMER BAUCHWICKEL

Bei Blähungen und Übelkeit

Vorbereitung

- 1 Schüssel
- 1 Innentuch aus Baumwolle, Leinen oder Bourretteseide, gefaltet auf 20 × 30 cm
- 1 Wringtuch, am besten ein Geschirrtuch, das mindestens 15 cm größer ist als das Innentuch
- 1 Außentuch aus Frottee oder Wolle, das den Körper umschließen kann
- 1 Wärmflasche mit Stoffbezug
- Kräutermischung, bestehend aus je zur Hälfte Kamillenblüten und Fenchelsamen, frisch angestoßen

Durchführung

1 EL der Kamillenblüten-Fenchelsamenmischung mit 1 l siedendem Wasser übergießen, 10 min ziehen lassen, dann abseihen. Das Innentuch in die Schüssel legen und mit dem heißen Kräutertee übergießen. Innentuch mit einer Zange mittig auf das Wringtuch legen, einrollen und kräftig auswringen. Das noch heiße, aber weitgehend trockene Innentuch auf die Bauchdecke legen. Sofort mit dem Außentuch umschließen, damit es nicht weiter auskühlt. Zur Wirkverstärkung können Sie eine Wärmflasche auflegen. Dauer: Circa 15 min liegen lassen, gegebenenfalls nach 1 Std wiederholen.

BITTERSTOFF-SPRAY OHNE ALKOHOL

Zum Aufsprühen auf die Schleimhäute im Mund, bremst den Heißhunger

- Sprühflasche, 100 ml
- 40 ml Bio-Apfelessig
- 60 ml wässriger Pflanzenextrakt, zubereitet aus getrockneten Pflanzenteilen, die 10 min in siedend heißem Wasser gezogen haben und danach abgeseiht werden:
  1 TL Tausendgüldenkraut
  1 TL Schafgarbenkraut
  1 TL Ingwerwurzel, gerieben
  1 TL Löwenzahnwurzel

Essig und Pflanzenextrakt in die Sprühflasche füllen und verschütteln. Sprühen: je 1 Sprühstoß in den Mund und zwischendurch immer dann, wenn Sie der Heißhunger überfällt. Das Spray ist rund 2 Wochen haltbar, im Kühlschrank gelagert noch länger. Es muss jedoch regelmäßig erneuert werden, um einen Keimbefall zu vermeiden. Hinweis: Nur geringe Mengen an Bitterstoffen sind verdauungsfördernd und dämpfen gleichzeitig den Hunger. Eine zu häufige Anwendung kann die Verdauungssäfte zu sehr aktivieren und Hunger verursachen.

Entblähungstee mit Melisse, Fench und Kümmelfrüchten.

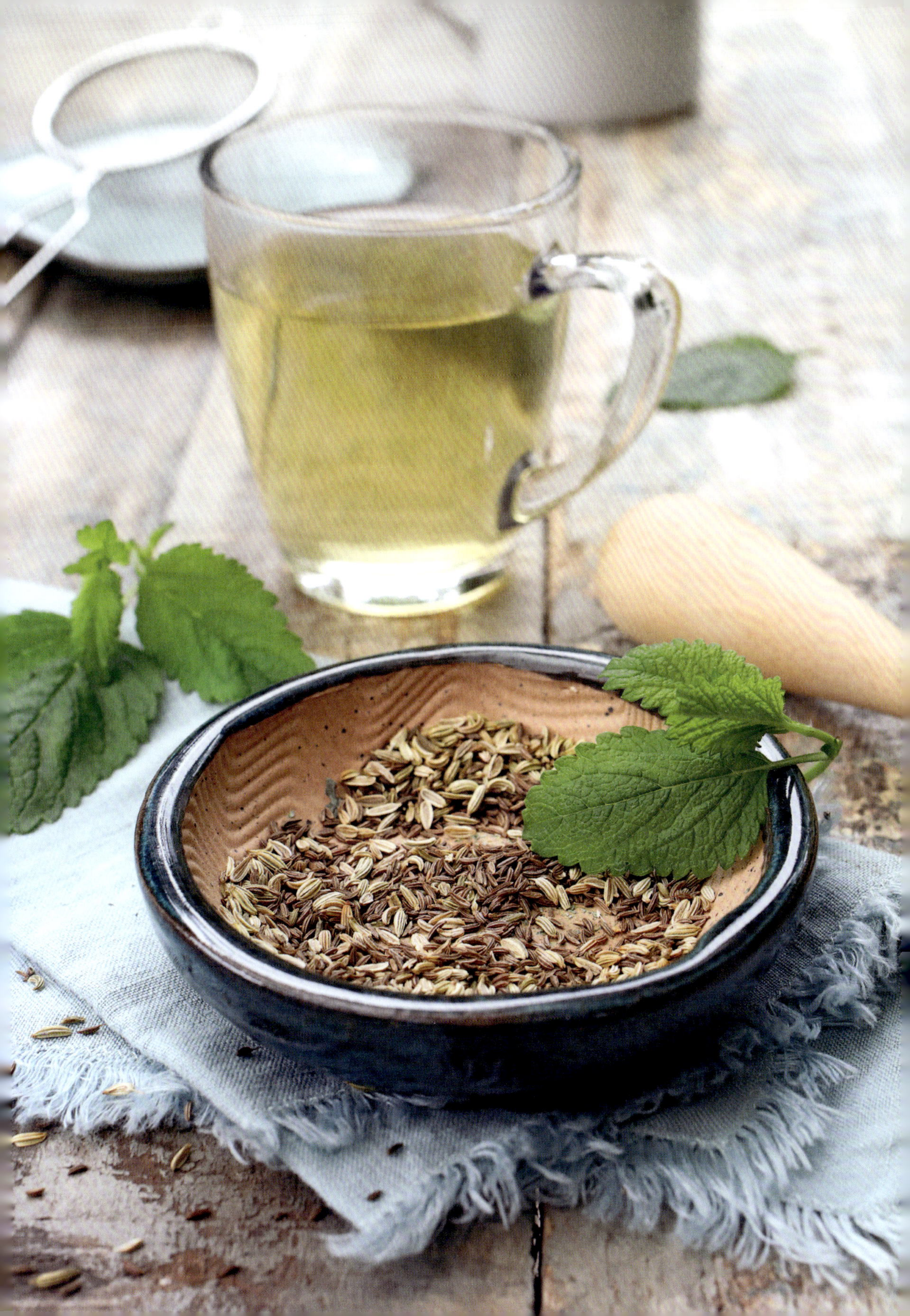

Kopfschmerzen

KOFFEINENTZUG KANN KOPFSCHMERZEN VERURSACHEN

Koffein ist ein natürlicher Bestandteil der Blätter, Früchte oder Samen von etwa fünf Dutzend verschiedenen Pflanzen wie dem Kaffeestrauch, aber auch von der Teepflanze, Mate, Guarana, Kolanuss oder Kakao. Spitzenreiter in Sachen Koffein ist Kaffee. Echter Bohnenkaffee ist für viele Menschen ein ständiger Begleiter und fester Bestandteil ihres Alltags. Ein abruptes Absetzen der Gewohnheit kann zu einem Koffeinentzug mit typischen Symptomen führen. Etwa 50 % der Kaffeetrinker berichten von mäßigen Kopfschmerzen in den ersten Fastentagen, rund 13 % gaben bei einer Studie sogar schwere Kopfschmerzen an, die bis zur eingeschränkten Arbeitsfähigkeit reichten. Diese Art von Kopfschmerz ist beidseitig lokalisiert. Der Grund: Wenn Sie es gewohnt sind, jeden Tag Kaffee zu trinken, kann der plötzliche Verzicht auf Koffein dazu führen, dass sich Ihre Blutgefäße verengen. Mein Tipp: Bereits mehrere Tage vor Fastenbeginn den Kaffeegenuss einstellen. Zudem gibt es eine Reihe koffeinfreier Getreidekaffeesorten auf dem Markt, etwa solche auf der Basis von Dinkel oder Zichorienwurzel (Wegwarte). Ihr Geschmack ist angenehm mild und leicht malzig. Sie sind in der Regel auch bekömmlicher für Magen, Leber und Galle.

Die häufigste Nebenwirkung beim Fasten ist der Kopfschmerz. Dieser tritt meist in den ersten 3 Tagen auf. Besonders anfällig für fastenbedingte Kopfschmerzen sind Menschen, die auch sonst zu Kopfschmerzen neigen. Die wesentliche Ursache für gelegentlich auftretende Kopfschmerzen zu Beginn einer Fastenkur liegt in der anfänglich starken Entwässerung des Körpers. Durch die Selbstreinigungsaktionen des Organismus werden Schlackenstoffe aus den Gewebedepots ausgespült und gelangen in den Körperkreislauf. Die im Zuge des Fettsäureabbaus entstehenden Ketonkörper wirken auf das Gehirn. Sie sollten daher auf eine Flüssigkeitszufuhr von 2,5–3 l täglich achten. Da die Nieren jedoch gerade zu Beginn der Fastenzeit mehr Urin als gewohnt produzieren, kann der tägliche Flüssigkeitsbedarf noch höher liegen. Trinken Sie 1–2 Gläser Wasser nach. Sollte diese Maßnahme noch nicht zielführend sein, ist ein wiederholter Einlauf sinnvoll. Wenn der Darm nicht vollständig entleert wurde, können abgebaute Rückstände im Darm zu Fäulnis oder Gärung führen. Ein wohltuender Kräutertee kann für Ruhe und Entspannung sorgen, und auch Bewegung an der frischen Luft mit vermehrter Sauerstoffzufuhr sind alte und bewährte Hausmittel bei Kopfschmerzen. Bei der Wahl der Kräuter ist es ratsam, die klassischen Schmerzhemmer mit Salicylsäure zu meiden, da diese die Ausscheidung von Harnsäure über die Nieren hemmen. Dazu gehören beispielsweise die Weidenrinde oder auch das Mädesüß.

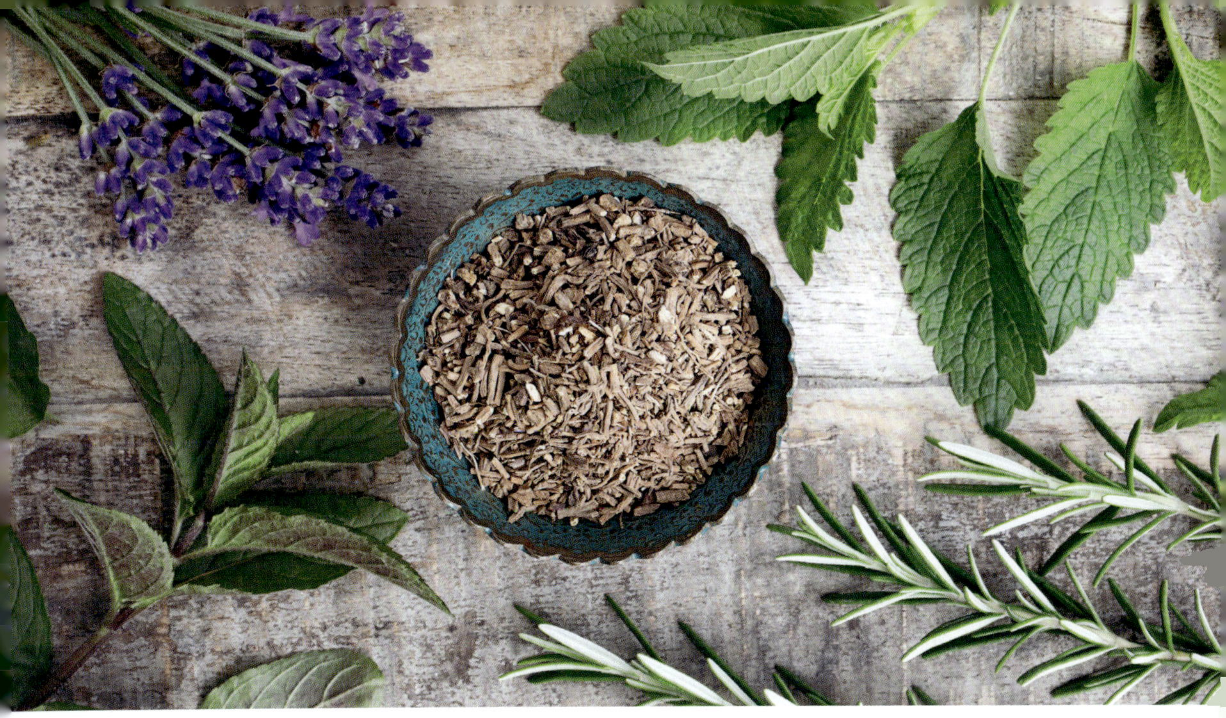

Zutaten für den Kopfschmerz-Tee mit Baldrianwurzel.

REZEPTE UND ANWENDUNGEN BEI KOPFSCHMERZEN

MILDER KOPFSCHMERZ-TEE

- 25 g Melisse
- 25 g Winterlinde

1 TL der Kräutermischung mit 1 Tasse siedendem Wasser übergießen, 10 min ziehen lassen, dann abseihen. Bei akuten Kopfschmerzen können Sie über mehrere Tage 3-mal täglich 1 Tasse des Tees zu sich nehmen.

STÄRKER WIRKENDER KOPFSCHMERZ-TEE

- 20 g Baldrianwurzel
- 10 g Pfefferminzblätter
- 10 g Melissenblätter
- 5 g Rosmarinblätter
- 5 g Lavendelblüten

1 TL der Kräutermischung mit 1 Tasse siedendem Wasser übergießen, 10 min zugedeckt ziehen lassen. Bei akuten Kopfschmerzen können Sie über mehrere Tage täglich 1–2 Tassen des Tees trinken.

KÜHLENDES PFEFFERMINZ-SPRAY

- 150 ml Sprühflasche
- 2 EL Pfefferminzkraut
- 100 ml Hamameliswasser

Das Pfefferminzkraut mit 75 ml siedendem Wasser überbrühen, 5–10 min zugedeckt ziehen lassen, abseihen und abkühlen lassen. Den Tee in die Sprühflasche geben und mit dem Hamameliswasser auffüllen. Die Sprühflasche im Kühlschrank aufbewahren. Bei Bedarf das Spray als Bodyspray benutzen, insbesondere im Kopfbereich.
Für Pragmatiker: Einfach ein paar Pfefferminzblätter ernten, zwischen den Fingern verreiben, bis der erste Zellsaft austritt, und wie ein Pflaster auf die schmerzenden Stellen auflegen.

Hautunreinheiten

Beim Fasten braucht die Haut meist eine besondere Pflege, denn Schadstoffe werden auch über die Haut ausgeschieden, was wiederum das Hautbild beeinflusst. Dadurch neigt die Haut gerade in den ersten Tagen zu Hautunreinheiten und es kann zur Bildung sogenannter Fastenausschläge oder einer Fastenakne kommen; teils wird die Haut auch trockener. Glücklicherweise regenerieren sich durch das Ausscheiden der eingelagerten Stoffe die Hautprobleme meist innerhalb weniger Tage; das Hautbild wird feiner und der Teint frischer. Noch besser funktioniert die Ausscheidung, wenn die Haut durch gezielte Körperpflege unterstützt wird, beispielsweise beim Baden mit Zusätzen von basischen Salzen (siehe auch Seite 53), durch Trockenbürsten oder auch Wechselduschen. Während des Fastens ist eine ausreichende Flüssigkeitsmenge wichtig, und spezielle Kräutertees oder Cremes können den Hauterneuerungsprozess unterstützen.

TROCKENBÜRSTEN

Eine Trockenbürste besteht in der Regel aus Holz und Wildschweinborsten oder veganen Naturmaterialien wie Sisal und wird sanft über die Haut am Körper gestrichen. Sie vereint gleich mehrere Vorteile: Der Hauterneuerungsprozess wird angeregt. In der morgendlichen Pflegeroutine bringt das Trockenbürsten den Kreislauf in Schwung und verhilft zu mehr Energie. Außerdem stimuliert es Haut und Muskeln und aktiviert den Lymphfluss. Für einen optimalen Effekt ist auch die richtige Technik entscheidend: Die Massage erfolgt immer von unten nach oben und von außen nach innen. Starkes Reiben und Scheuerbewegungen sollten vermieden werden.

REZEPTE UND MASSNAHMEN FÜR DIE HAUT

KRÄUTERTEE FÜR DIE HAUT

Zur Pflege bei Akne und Ekzemen

- 15 g Ackerstiefmütterchenkraut
- 10 g Brennnesselblätter
- 10 g Löwenzahnblätter
- 10 g Gänseblümchen
- 5 g Kamillenblüten

1 TL der Kräutermischung mit siedend heißem Wasser übergießen, nach 7 min abseihen. Bis zu 3 Tassen täglich trinken.

VEILCHENCREME

Sorgt für ein ebenmäßiges Hautbild

Für den Veilchenblüten-Ölauszug

- Schraubglas mit 150–200 ml
- 3 EL Veilchenblüten
- Mandelöl, alternativ ein neutral riechendes Öl wie Bio-Sonnenblumenöl

Die Veilchenblüten verlesen, antrocknen lassen und locker in das Schraubglas füllen. Mit dem Öl übergießen, das Pflanzenmaterial muss dabei vollständig bedeckt sein. Das Glas verschließen und etwa 10 Tage an einem warmen, dunklen Ort ziehen lassen, gelegentlich schütteln. Danach durch einen Teefilter filtrieren.

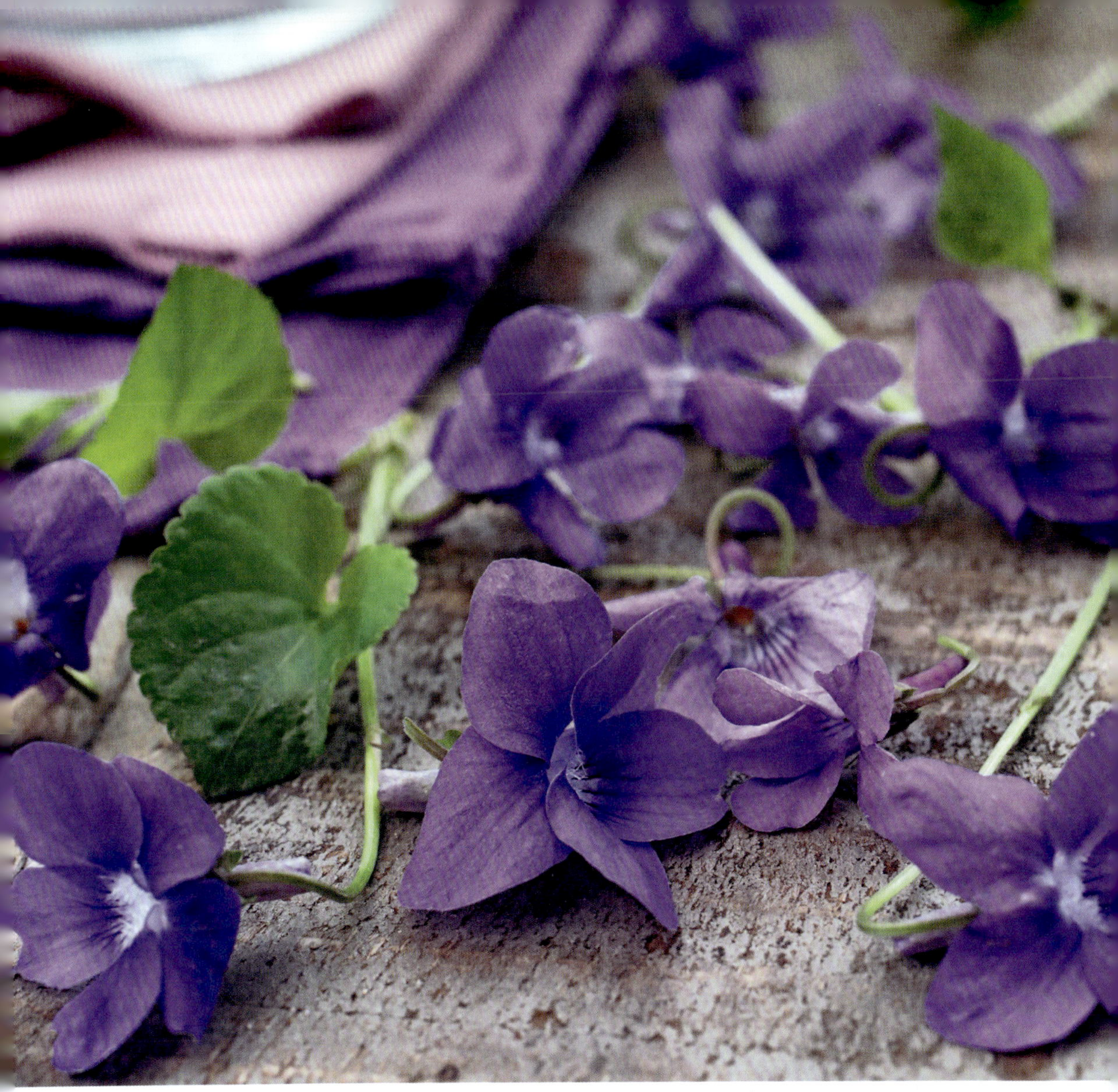

Für schöne Haut beim Fasten: Veilchencreme.

Für die Veilchencreme

- 100 ml Veilchenblüten-Ölauszug
- 16 g Bienenwachs
- 4 g Kakaobutter
- 5 Tropfen ätherisches Rosengeranienöl

Den Veilchenblüten-Ölauszug und das Bienenwachs in ein Töpfchen füllen und so lange im Wasserbad erwärmen, bis eine klare Flüssigkeit entstanden ist. Das Töpfchen vom Herd nehmen und die Kakaobutter bei Restwärme darin schmelzen lassen. Das Gemisch verrühren, bis die Creme handwarm ist und beginnt einzutrüben. Danach das Rosengeranienöl eintropfen lassen. Nochmals kräftig rühren und in saubere und beschriftete Tiegelchen abfüllen. Bei trockener Haut oder Hautunreinheiten mehrmals täglich dünn auftragen.

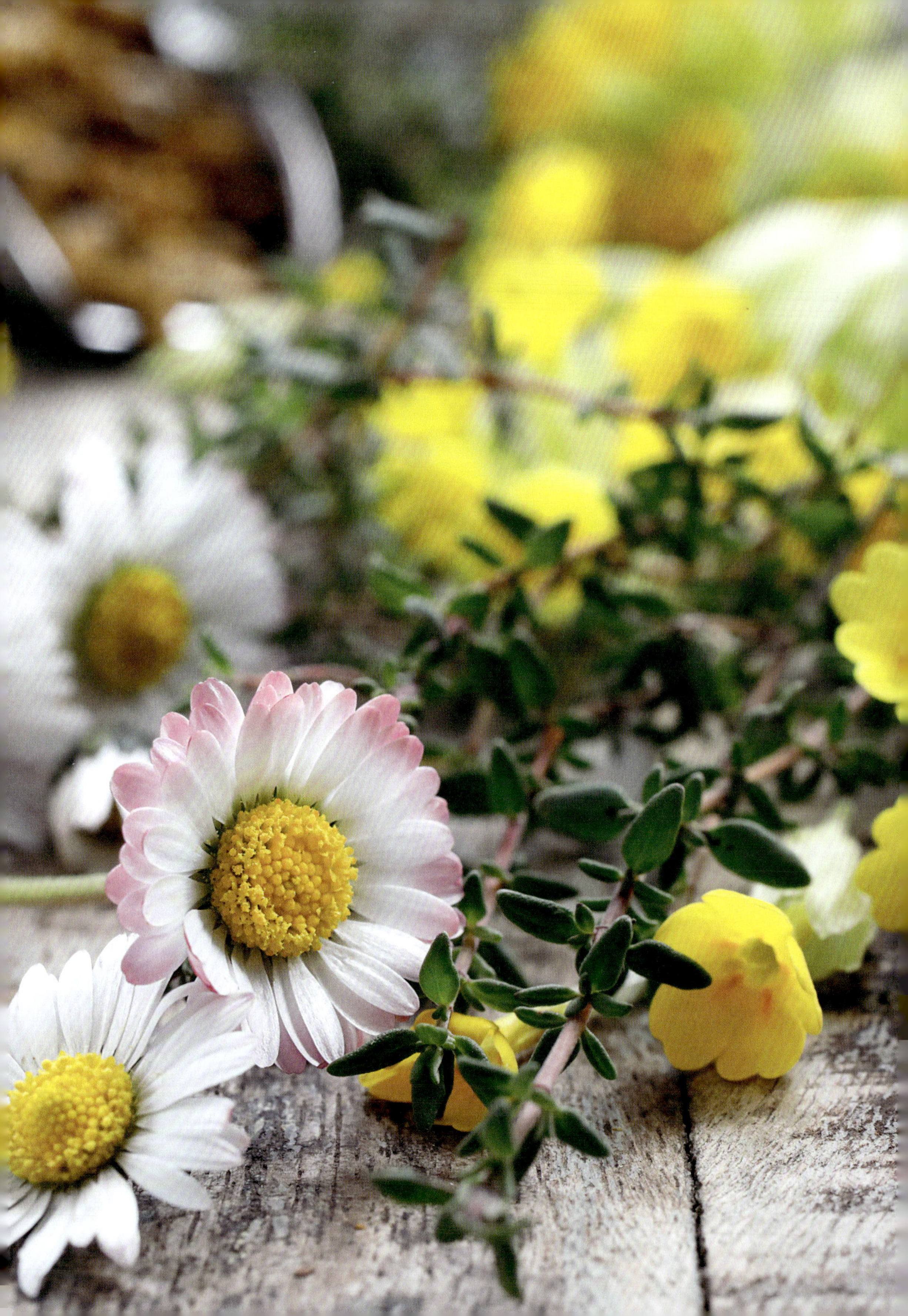

Sekrete lösen

Während des Fastens versucht der Körper verstärkt, unbrauchbare Stoffe und Gifte loszuwerden. Das kann auch über die Schleimhäute geschehen. Sie produzieren dann vermehrt Schleim, um diese Stoffe zu binden und auszuscheiden. Wer fastet, kann daher auch mit einer verstärkten Schleimabsonderung in Hals, Nase, Rachen, den Bronchien oder auch vaginal rechnen. Lassen Sie es fließen und unterbrechen Sie diesen Prozess nicht! Insbesondere bei chronischen Erkrankungen der Luftwege wie Nasennebenhöhlenentzündungen, Asthma oder chronischer Bronchitis ist mit einer verstärkten Schleimproduktion zu rechnen. Chronische Erkrankungen lassen sich am besten ausheilen, wenn sie in ein Akutstadium gewandelt werden. Das ist ein jahrhundertealter Merksatz in der Naturheilkunde. Kräutertees versorgen den Körper mit der nötigen Wassermenge, und auch ihre Inhaltsstoffe können Ihnen helfen, die Sekrete zu verflüssigen. Dadurch gehen entzündungsauslösende Faktoren zurück, die Atemwege werden freier und der Gasaustausch verbessert sich. Wenn sich durch das Fasten in den Bronchien mehr Sekret bildet, kann auch ein Brustwickel hilfreich sein. Immer wichtig ist es, viel Wasser oder Tee zu trinken – das kurbelt den Heilungsprozess an.

**·ie in Gänseblümchen und Schlüsselblu-
ıen enthaltenen Saponine können zähen
chleim verflüssigen.**

REZEPTE UND MASSNAHMEN ZUM SCHLEIMLÖSEN

Pflanzliche Schleimlöser

Zu den Inhaltsstoffen von Heilpflanzen zählen einige Wirkstoffgruppen, die sich besonders bei Husten oder zum Verflüssigen von Schleim bewährt haben.

ÄTHERISCHE ÖLE Diese besitzen einen intensiven, für das Gewächs typischen Geruch. In den Pflanzen werden ätherische Öle nur in geringen Mengen in spezialisierten Zellen, den Ölbehältern, konzentriert eingelagert. Sie sind von speziellen Membranen umschlossen, die wenig durchlässig sind für Gase und kaum Verdunstung zulassen. So ist es auch verständlich, dass in unzerkleinerten Pflanzenteilen die Öle wesentlich länger erhalten bleiben als in zerkleinerten, bei denen diese Membranen weitgehend zerstört wurden. Um möglichst viel dieser heilwirksamen Stoffe zu gewinnen, ist es deshalb wichtig, ganze und unbeschädigte Früchte (Beispiele dafür sind Anis, Kümmel, Fenchel) zu verwenden und sie erst kurz vor der Verwendung anzumörsern.
Die Moleküle der ätherischen Öle sind relativ klein. Dies ermöglicht ihnen einen Durchtritt durch die Haut, die Schleimhäute und das Gewebe. So können sie leicht in die Blutbahn gelangen, sich so im ganzen Körper verteilen und ihre Wirkung im gesamten Organismus entfalten. Je nach Pflanze wirken sie entspannend, belebend oder erfrischend. Sie können Schmerzen lindern, Entzündungen hemmen, Sekrete verflüssigen und sind wirksam gegen Bakterien, Viren und Pilze.

SCHLEIMSTOFFE Bestimmte Pflanzen haben einen hohen Schleimstoffanteil, der die Eigenschaft hat, im Wasser aufzuquellen und sich schleimig anzufühlen. Folgende Teile schleimstoffhaltiger Pflanzen werden unter anderem gern verwendet: Königskerzenblüten, Malvenblüten und -blätter, Lindenblüten oder Eibischblüten und -blätter. Schleimstoffe wirken reizlindernd, weil sie sich wie ein Film schützend auf eine gereizte und trockene Schleimhaut legen. Eine Anwendung als Heißgetränk bietet sich hier an und wird meist als wohltuend empfunden. Da der Schleimstofffilm durch den Speichel immer wieder weggespült wird, ist es sinnvoll, hustenreizlindernde Schleimstofftees in kleinen Schlucken über den Tag verteilt zu trinken.

SAPONINE Ihre Fähigkeit, in Wasser gelöst wie Seife einen haltbaren Schaum zu ergeben, führte zur Prägung des Namens (lat. *sapo* = Seife). Saponine werden fast ausschließlich in Pflanzen gebildet. Saponinhaltige Pflanzen wie das Gänseblümchen, Schlüsselblumen oder die Süßholzwurzel verflüssigen zähen Schleim, der dann besser abgehustet oder abgegeben werden kann.

SCHLEIMLÖSENDE TEEMISCHUNG

Bei zähflüssigen Sekreten

- 20 g Thymiankraut
- 20 g Schlüsselblumenblüten
- 20 g Königskerzenblüten
- 20 g Gänseblümchenblüten und -blätter

1 TL der Mischung mit 1 Tasse noch siedendem Wasser übergießen, zugedeckt 5 min ziehen lassen, dann abseihen. Bis zu 2 Tassen täglich trinken.

SCHLEIMLÖSENDE TEEMISCHUNG

Löst Sekrete in den Bronchien

- 30 g Spitzwegerichkraut
- 20 g Anis- oder Fenchelfrüchte
- 10 g Thymiankraut

1 TL der Teemischung im Mörser zerdrücken, mit 1 Tasse siedendem Wasser übergießen, zugedeckt mindestens 5 min ziehen lassen, abseihen. Bis zu 2 Tassen täglich trinken.

BRUSTWICKEL

Löst festsitzenden Schleim

Material

- 1 Innentuch aus Baumwolle
- 1 Wringtuch, das größer als das Innentuch ist
- 1 großes Außentuch oder eine Decke
- 1 EL Thymiankraut

Anwendung

Thymiankraut mit 300 ml heißem Wasser überbrühen, 10 min zugedeckt ziehen lassen, dann abseihen. Den Sud noch heiß in eine Schüssel füllen und das Innentuch damit tränken. Das Innentuch mit einer Zange auf das Wringtuch heben und die Enden kräftig einrollen. Das feuchte Innentuch sogleich auf die Brust legen. Je trockener es ist, umso eher wird die Hitze toleriert und bleibt dadurch länger warm. Den Abschluss bildet ein wärmendes Außentuch oder eine Decke, die über das Innentuch gebreitet und festgezogen wird. Den Wickel so lange liegen lassen, wie er als angenehm warm empfunden wird. Beim Abnehmen des Wickels Zugluft vermeiden.

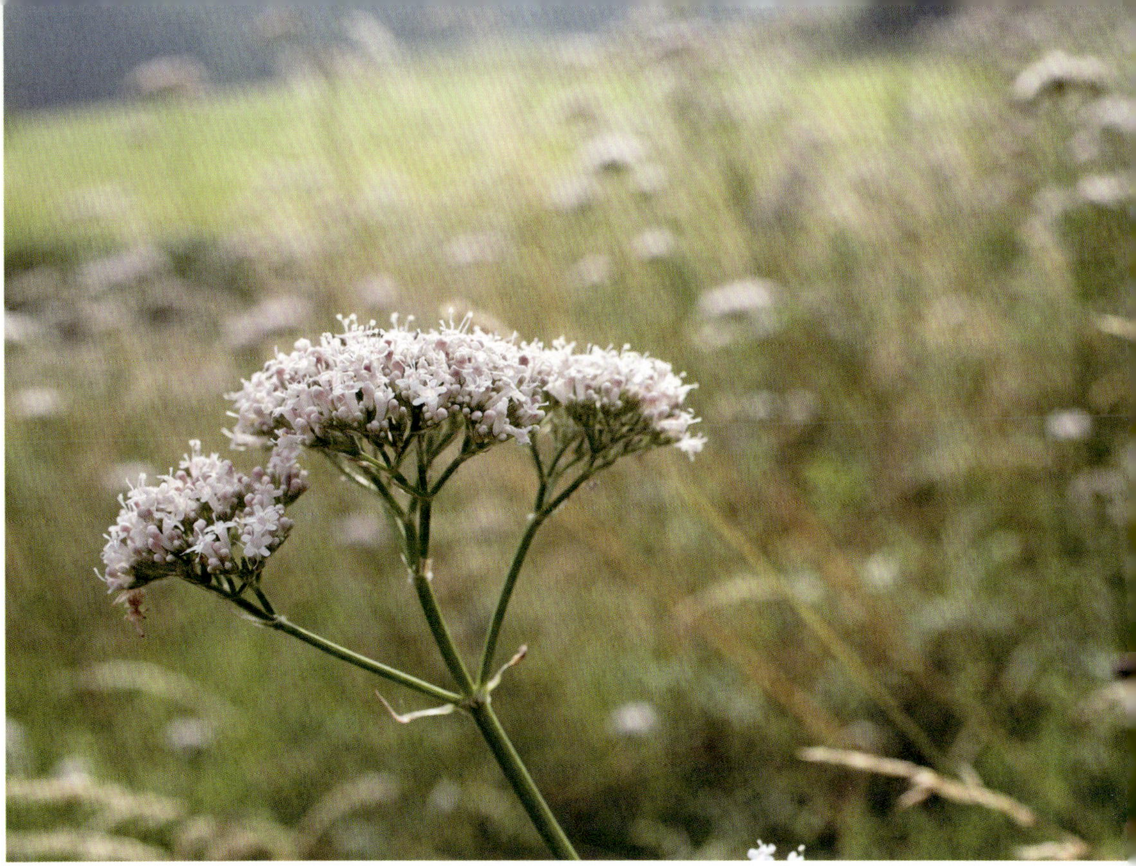

Baldrian.

Schlafstörungen

„So Ihr fastet, werdet Ihr wachen. Murret nicht. Nützet die Zeit", lautet ein alter Spruch. Etwa 20 % aller Fastenden schlafen anders als gewohnt. Insbesondere in den ersten Tagen einer Fastenkur kann der Körper Schwierigkeiten haben, sich an den neuen Stoffwechsel anzupassen, was zu Unruhe und Schlaflosigkeit führen kann. Die kurze Stressphase mit Cortisolerhöhung, ein sinkender Blutzuckerspiegel und Ketonkörper sind vermutlich die Hauptgründe, die bei einigen Menschen zu nächtlichen Weckreaktionen führen kann. Außerdem führt das Fasten zu einer erhöhten Sensibilität für die eigenen Bedürfnisse, verdrängte Emotionen können ans Licht kommen und eventuell für nächtliche Unruhe sorgen. Anders ist es beim intermittierenden Fasten. Dadurch wird das Schlafverhalten nicht verändert, da der Körper nicht komplett in den Fastenmodus umschaltet. Erstaunlicherweise fühlen sich die meisten trotz des wenigen Schlafs erstaunlich frisch und erholt am Morgen. Es ist eher so, dass sich tagsüber ein erhöhtes Schlafbedürfnis einstellt, dem Sie nachgehen sollten. Kräutertees sind wunderbare Möglichkeiten, um Ruhe zu finden. Wenn Kräuter intensiv duften und damit hohe Anteile ätherischer Öle beinhalten, sind diese besonders gut für ein Fußbad geeignet.

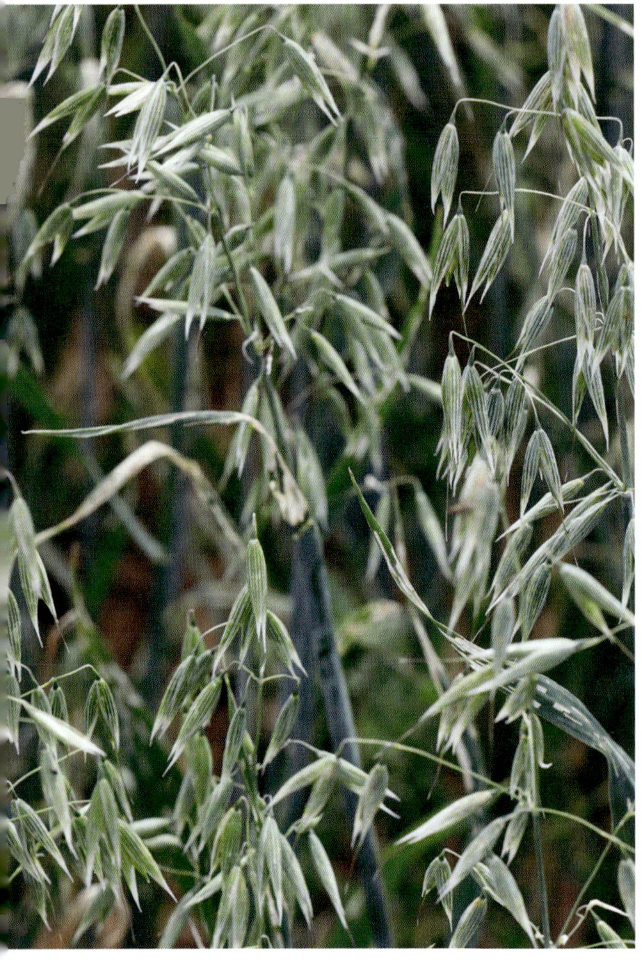

Grüner Hafer.

DIESE KRÄUTER VERHELFEN ZU EINEM RUHIGEN SCHLAF

BALDRIAN Er erhöht die Schlafbereitschaft und verkürzt die Einschlafzeit. Die Baldrianwurzel ist ein anerkanntes und rasch wirkendes pflanzliches Heilmittel bei Unruhezuständen und Schlafstörungen; Baldrianblüten wirken sanfter und sind während der Fastenzeit meist ausreichend.

LAVENDEL Diese wohltuende Pflanze empfahl schon Hildegard von Bingen, wenn kreisende Gedanken am Einschlafen hindern. Als Tee oder Kräuterbad beruhigen die duftenden, blauvioletten Blüten die Sinne und bringen uns ins seelische Gleichgewicht.

MELISSE Die wunderbar duftende Melisse – auch Zitronenmelisse genannt – ist eine Meisterin, wenn es um Hilfe bei Nervosität geht; egal ob bei Herzklopfen, nervösem Magen oder allgemeiner Rastlosigkeit.

GRÜNER HAFER Die unreif geerntete Haferpflanze gilt als mildes Beruhigungsmittel bei nervöser Erschöpfung und Schlaflosigkeit, schmeckt lieblich süß und verbessert die Stresstoleranz.

HOPFENZAPFENZUBEREITUNGEN Sie haben einen ähnlichen Effekt wie das körpereigene Melatonin. Ihre Domäne sind Einschlafschwierigkeiten, ängstliche Unruhe, nervöse Reizbarkeit.

JOHANNISKRAUT Das gelb blühende Sonnenkraut wird seit Jahrhunderten als Stimmungsaufheller geschätzt. Der volkstümliche Name „Teufelsflucht" verrät, dass es trübe Gedanken vertreibt und angstlösend wirkt.

ENGELWURZ Diese große Schutzpflanze ist ein balsamisches Stärkungsmittel und verfügt über angstlösende Heilkräfte. Sie schenkt Vertrauen, Selbstbewusstsein, Gelassenheit und Lebensmut.

TIPPS FÜR ERHOLSAMEN SCHLAF BEIM FASTEN

ACHTEN SIE AUF RHYTHMUS

Ein strukturierter Tagesablauf hilft allgemein beim Einschlafen. Während der Fastentage empfehlen sich Ruhezeiten ab 22 Uhr, damit Sie genug Tiefschlaf und REM-Schlaf bekommen. Die REM-Schlafphase ist durch besonders lebhafte Träume bei gleichzeitiger körperlicher Aktivität charakterisiert.

FÜR GUTE SCHLAFHYGIENE SORGEN

Wenn das Schlafzimmer zu warm, zu laut oder zu hell ist, kann es schwierig sein einzuschlafen und durchzuschlafen. Stellen Sie die Raumtemperatur im Bereich von 15–18 °C ein. Die ideale Raumtemperatur ist jene, bei der Sie sich wohlfühlen. Dafür verantwortlich sind auch Bettdecke, Naturmatratze und Schlafbekleidung – sie sollten nach dem individuellen Temperaturempfinden gewählt werden. Auch frische Luft ist wichtig, weshalb Sie das Fenster in der warmen Jahreszeit nachts offen oder gekippt lassen sollten. Dimmen Sie Beleuchtung in der Umgebung circa 1 Std vor dem Zubettgehen herunter. Das signalisiert dem Gehirn, dass es Zeit zum Schlafen ist. Melatonin, das Schlafhormon, wird nur ausgeschüttet, wenn es dunkel ist. Wenn sich der Schlafraum nicht gut abdunkeln lässt, hilft eine Schlafmaske. Übrigens nimmt unser Gehirn Mond- und Kerzenlicht nicht als störende Lichtquelle wahr.

ABSCHALTEN DURCH ACHTSAMKEIT

Dieser Tipp gilt für Millionen von Menschen, die ihr Gedankenkarussell nachts häufig nicht stoppen können: Nehmen Sie sich ein paar Minuten Zeit, um ruhig dazusitzen und sich auf das Ein- und Ausatmen zu konzentrieren – und nehmen Sie das Gefühl der Entspannung Ihres Körpers wahr. Nutzen Sie die Wirkung von Entspannungsübungen wie autogenes Training oder Meditation.

RAUMBEDUFTUNG MIT ÄTHERISCHEN ÖLEN

Natürliche ätherische Öle können eine beruhigende Wirkung unterstützen. Allen voran steht der Lavendelduft, gefolgt von Melisse, Narde, Neroli, Muskatellersalbei, Basilikum und Bergamotte. Für eine Raumbeduftung genügen wenige Tropfen in der Duftlampe. Beginnen Sie mit 2 Tropfen und steigern Sie die Menge auf Ihr persönliches Wohlbefinden. Ätherische Öle sollten grundsätzlich keine synthetischen oder „naturidentischen" Zusatzstoffe enthalten, sondern vollkommen naturbelassen sein.

BETÄTIGEN SIE SICH TAGSÜBER KÖRPERLICH

Bewegung ist nicht nur gut für Ihren Körper, sondern auch für Ihren Schlaf. Wichtig ist dabei, dass Sie keine Aktivitäten mehr kurz vor dem Schlafengehen einplanen und sich auch tagsüber nicht verausgabt haben.

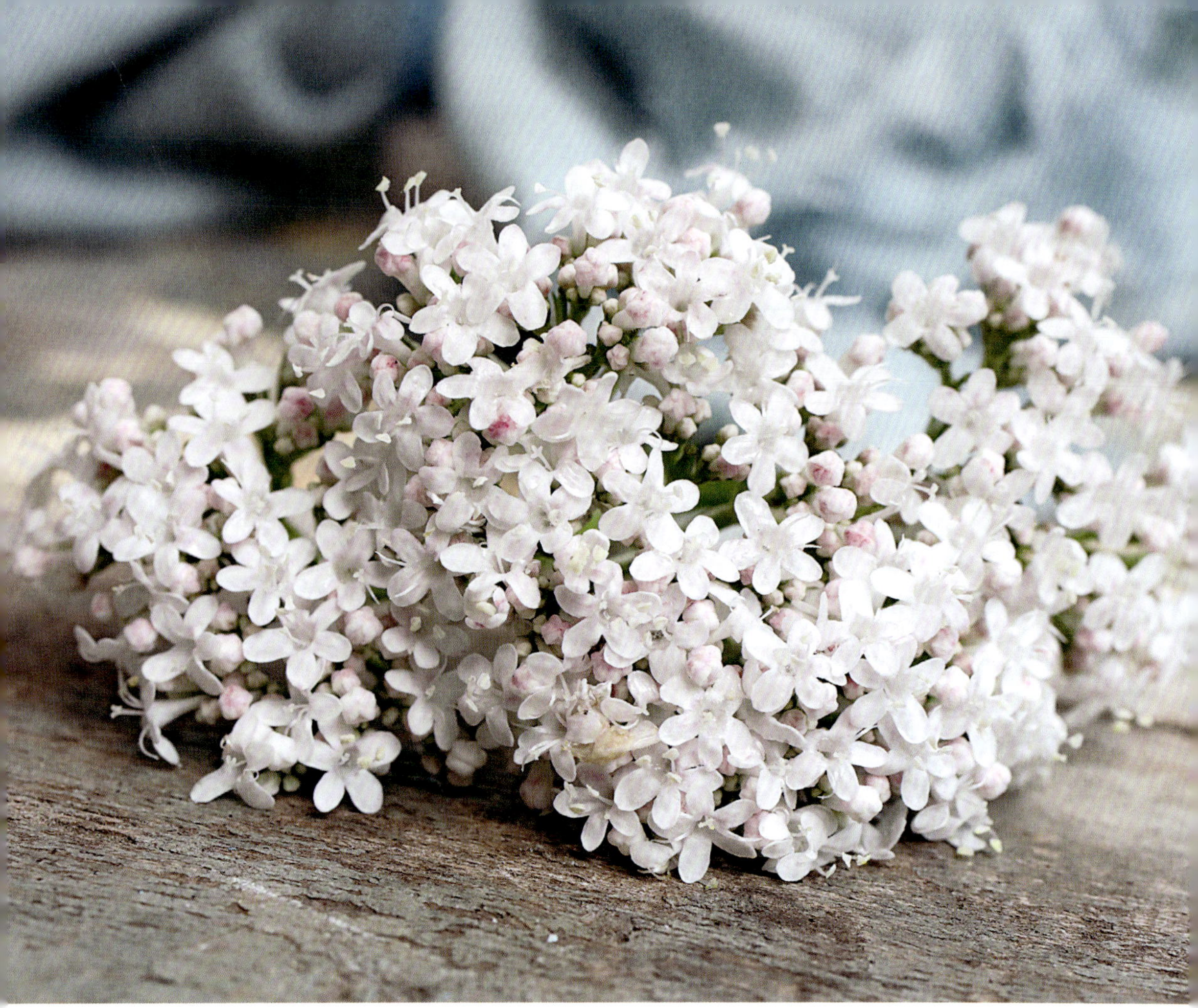

Baldrianblüte: leichter Duft für schöne Träume.

REZEPTE FÜR GUTEN SCHLAF

SANFTER SCHLAF-GUT-TEE 1

- 20 g Baldrianblüten
- 10 g Melissenblätter
- 10 g Pomeranzenschalen
- 10 g Hopfenblüten

1–2 TL der Mischung mit 1 Glas heißem Wasser überbrühen, mindestens 5 min ziehen lassen, dann abseihen. Abends vor dem Schlafengehen 1 Tasse in kleinen Schlucken trinken.

SANFTER SCHLAF-GUT-TEE 2

- 40 g Melissenblätter
- 30 g Grüner-Hafer-Tee
- 10 g Johanniskraut

1 TL der Mischung mit 1 Glas heißem Wasser überbrühen, zugedeckt 10 min ziehen lassen und abseihen. Abends 1–2 Tassen vor dem Schlafengehen genießen.

NERVENBERUHIGENDER TEE

Für alle, die Baldriangeruch nicht mögen

- 10 g Engelwurz
- 20 g Melissenblätter
- 10 g Schafgarbenkraut
- 5 g Lavendelblüten

1–2 TL der Mischung mit 1 Glas heißem Wasser überbrühen, 10–15 min ziehen lassen, dann abseihen. Abends vor dem Schlafengehen 1 Tasse in kleinen Schlucken trinken.

BALDRIANBLÜTEN-SCHLAFKISSEN

Die zarten Blüten riechen nur kurz aromatisch, denn der Duft verfliegt recht schnell. In Form eines Kräuterkissens können Sie die Blüten als sanfte Einschlafhilfe verwenden. Wer mag, kann auch andere beruhigende Pflanzen wie Lavendelblüten, Melisse oder Hopfenzapfen mit in das Stoffkissen füllen und dieses neben das Kopfkissen legen, um die beruhigenden Substanzen einzuatmen.

ANSTEIGENDES KRÄUTER-FUSSBAD ZUM EINSCHLAFEN

Funktionieren Sie den Kräutertee doch einfach zu einem entspannenden Kräuter-Fußbad um. Stellen Sie einen sehr starken Aufguss her. Sie können die Kräuter einzeln oder auch als Mischung verwenden. 3–6 TL getrocknete Kräuter werden mit 1 l noch siedendem Wasser überbrüht, rund 10 min ziehen lassen, abseihen, dann in die Fußwanne geben und so lange mit Wasser mischen, bis eine Temperatur von 33 °C erreicht ist. In einer Kanne heißes Wasser bereitstellen und allmählich die Temperatur ansteigen lassen. Die Zieltemperatur liegt bei 38 °C.

Geeignete Kräuter

- Grüner Hafer, Melisse, Lavendel, Eisenkraut, Lindenblüten

Benötigtes Material

- Fußwanne oder breiter Eimer
- warmes Wasser, beginnend mit circa 33 °C

Anwendung

Füße in das Wasser-Kräuter-Gemisch eintauchen. Die Badedauer sollte ½ Std nicht überschreiten. Nach dem Fußbad die Füße mit einem weichen, sauberen Handtuch abtrocknen. Anschließend legen Sie sich ins Bett, unter die Decke, am besten in ein kühles Schlafzimmer.

Wirkung

Das Fußbad wirkt gefäßerweiternd, entspannend und wärmend. Die Durchblutung wird gefördert, Wohlgefühl tritt ein.

Kreislaufstörungen

Leichte und vorübergehende Kreislaufstörungen können während der gesamten Fastenzeit auftreten. Sie sind oft das Resultat der Energiegewinnung durch körpereigene Depots und äußern sich durch kurze Schwindelgefühle, Abgeschlagenheit, niedrigen Blutdruck oder auch ein Kältegefühl. Warme Kleidung ist während des Fastens obligat, und es ist wichtig, sich mehr zu bewegen – umso besser kommen Kreislauf und Durchblutung in Schwung. Jedoch sind akute Kreislaufstörungen ein Signal, dass der Körper Ruhe und eine Pause braucht. Als Erste-Hilfe-Maßnahme kann 1 TL Honig und das Öffnen der Fenster helfen. Lange Zeit war es verpönt, Salz in die Fastensuppe zu geben. Doch gerade Kreislaufschwachen tut etwas Steinsalz in der Fastensuppe gut.

Für alle, die morgens schlecht „in die Gänge kommen", kann Trockenbürsten eine Option sein. Trockenbürsten der Haut vor dem Duschen regt die Durchblutung und den Kreislauf an und entfernt zusätzlich alte Hautzellen. Bestimmte Tees unterstützen das Herz und den Kreislauf in ihrer natürlichen Funktion. So können Symptome wie Schwindel beim Aufstehen aus dem Liegen, allgemeine Müdigkeit oder niedriger Blutdruck einfach behandelt werden.

Für Kreislaufprobleme sind eher große und schlanke Menschen prädestiniert. Wenn Sie ohnehin zu den Menschen mit Kreislaufproblemen gehören, sind Sie möglicherweise in einer Fastenklinik besser aufgehoben. Auf jeden Fall soll während des Fastens ein Kreislaufkollaps (medizinisch Synkope) vermieden werden. Er kündigt sich meist durch Blässe, kalte Haut und kalten Schweiß, Unruhe, stärkeren Schwindel und „Schwarzsehen vor den Augen" an und kann mit kurzem Bewusstseinsverlust und Zusammensacken der Beine enden. Wer frühzeitig auf die Warnzeichen des Körpers hört, sollte eigentlich nicht in diesen Zustand kommen.

KRÄUTER ZUR KREISLAUF-STABILISIERUNG

ROSMARIN Das Lippenblütengewächs ist ein Kraut des Südens. Rosmarin tankt die wärmenden und belebenden Strahlen der Sonne in Form von ätherischem Öl. Von seinem Wirkspektrum profitieren vor allem Menschen mit wenig Energie, bei Blässe, niedrigem Blutdruck und chronischer Erschöpfung; einerlei, ob es sich dabei um körperliche oder geistige Erschöpfung handelt.

WEISSDORN Der heimische, hartholzige Strauch oder kleine Baum trägt im Frühjahr weiße Blüten und im Herbst ziegelrote Früchte. Er hat eine Schutzfunktion für uns Menschen, stärkt das Herz und hilft sowohl bei erhöhtem als auch niedrigem Blutdruck. Insbesondere werden seine Blüten und Blätter zum Leistungserhalt des Herzens empfohlen, da sie die Kontraktion und Durchblutung des Herzens verstärken. Die sanft wirkenden Blüten können zudem bei Müdigkeit, Leistungsschwäche und Spontanschweiß hilfreich sein.

HAGEBUTTEN Die roten Früchte beispielsweise der Hundsrose leuchten im Herbst so gut wie überall in der Natur aus den Hecken. Werden getrocknete und zerkleinerte Hagebutten mit siedendem Wasser

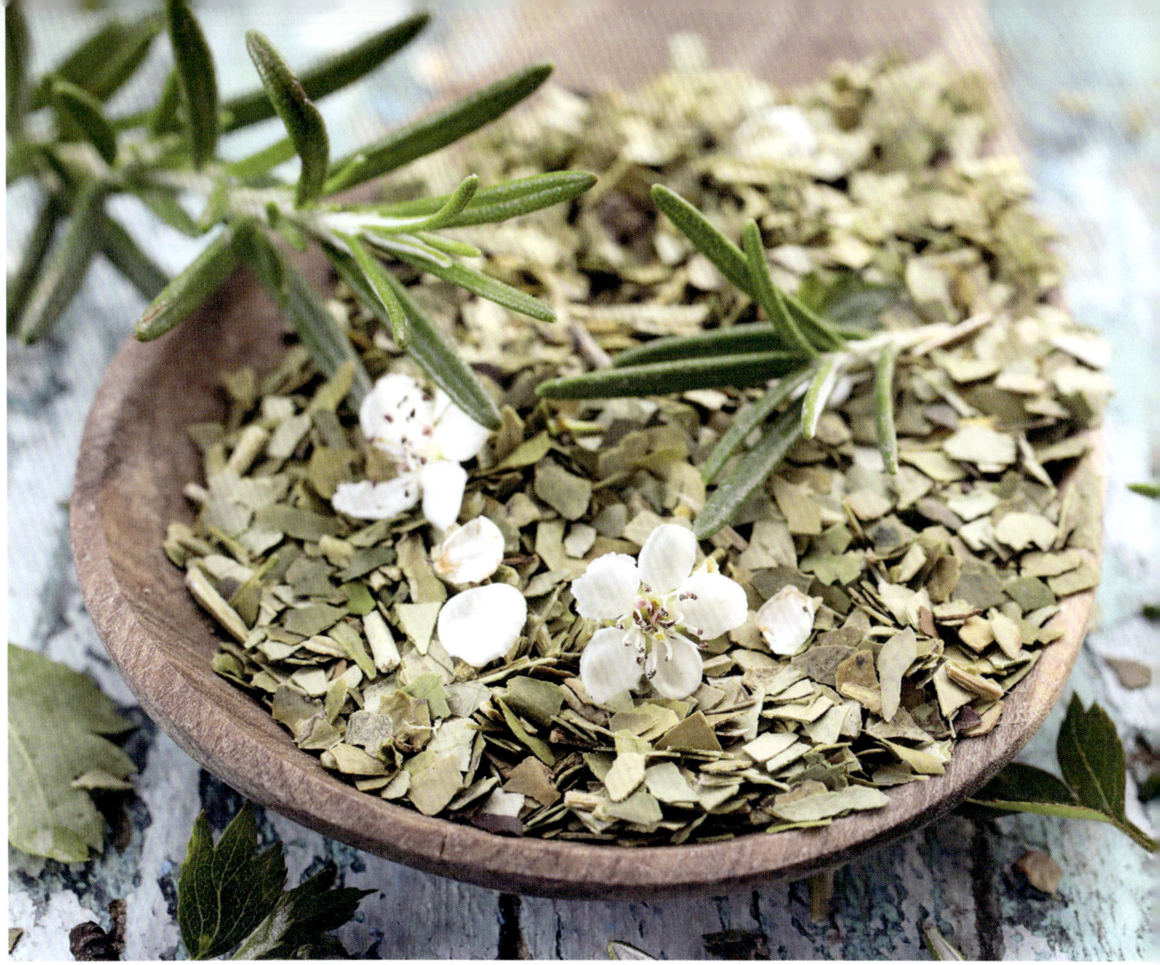

Herz-Kreislauf-Tee.

übergossen, entsteht nach etwa 15–20 min Ziehzeit ein aromatischer Tee. Hagebutten sind ein Kraftwerk an wichtigen Nährstoffen und enthalten viel Vitamin C, aber auch Mineralstoffe, Spurenelemente und Antioxidantien. Dieser Wirkkomplex schützt das Immunsystem wie auch vor Herz-Kreislauf-Erkrankungen.

REZEPTE ZUM STABILISIEREN DES KREISLAUFS

HERZ-KREISLAUF-TEE

> 20 g Weißdornblüten
> 20 g Rosmarinblätter
> 10 g Mateblätter

1 TL der Mischung mit 1 Tasse siedend heißem Wasser überbrühen, 5–10 min ziehen lassen. Bis zu 2 Tassen täglich trinken, davon die erste am Morgen.

FASTENTEE GEGEN NIEDRIGEN BLUTDRUCK

> 20 g Rosmarinblätter
> 20 g Melissenblätter
> 20 g Hagebuttenfrüchte

1 gehäuften TL der Mischung mit 1 Tasse siedend heißem Wasser überbrühen, 10 min ziehen lassen. Bis zu 2 Tassen täglich trinken.

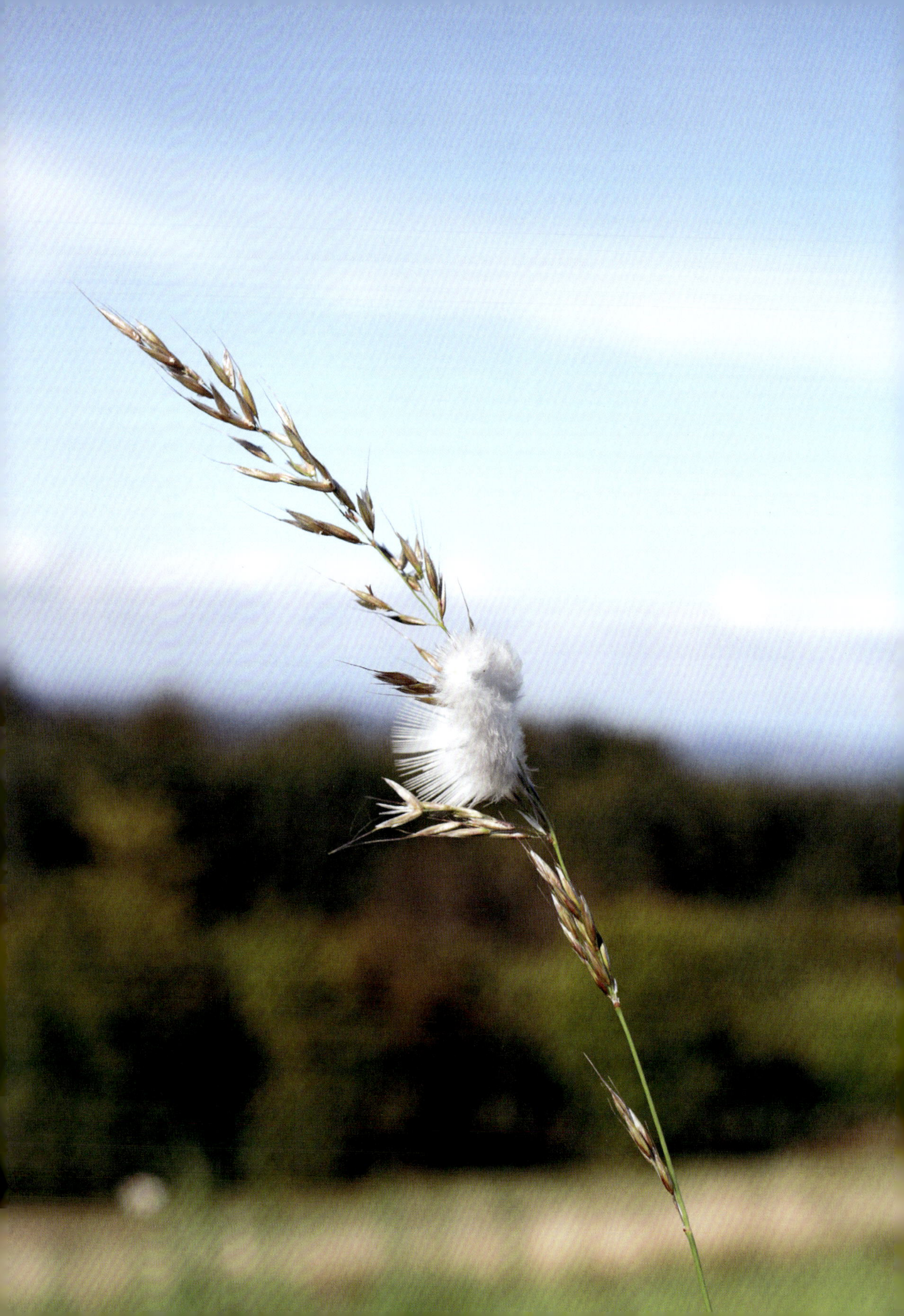

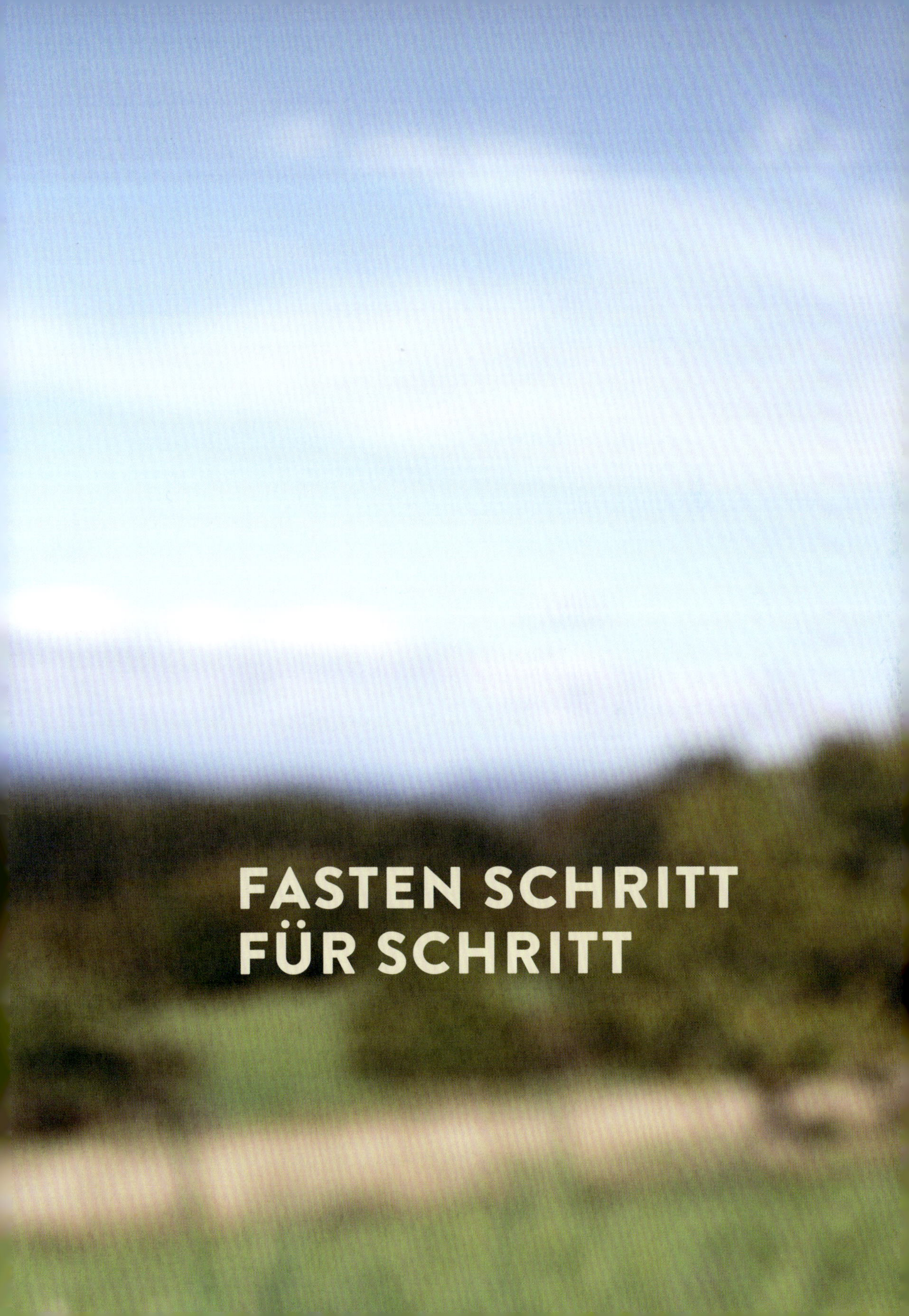

FASTEN SCHRITT FÜR SCHRITT

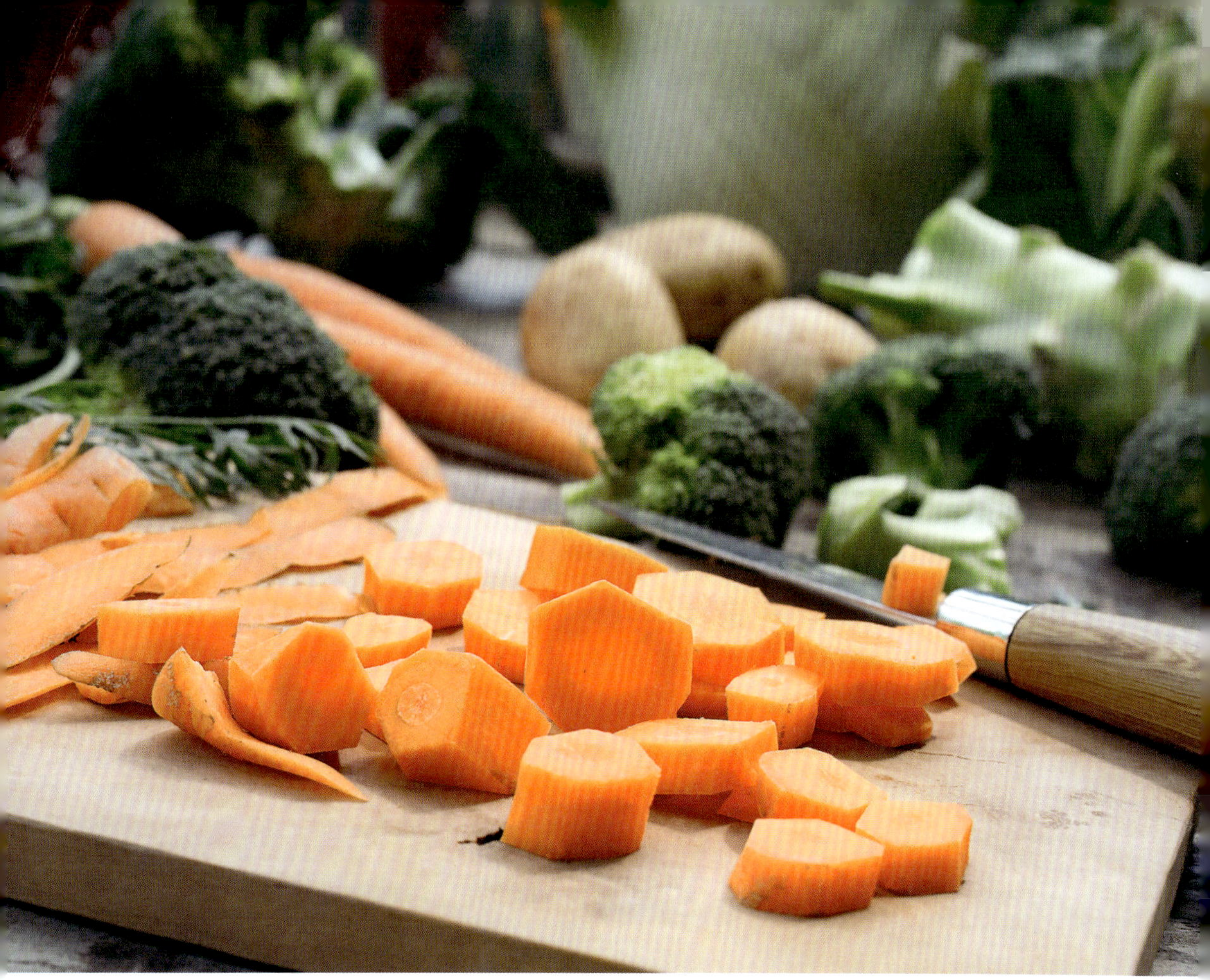

Entlastungstage bereiten die Verdauung auf das Fasten vor, dazu passt ballaststoffreiches Gemüse.

Entlastungstage

An den Entlastungstagen findet der Übergang vom Alltag in das Fasten statt. Egal für welche Fastenform Sie sich entscheiden: Sie sollten den Körper langsam darauf vorbereiten, dass bald so gut wie keine Energie mehr von außen kommt. 2, bei längeren Fastenzeiten auch 3 Tage vor Fastenbeginn bereitet man sich körperlich und geistig auf die kommende Nahrungsumstellung vor. Entlasten bedeutet also auch Entlasten von Stress, Terminen, Verpflichtungen …

Es ist nicht notwendig, sich an den Entlastungstagen an aufwendige Ernährungspläne zu halten, aber folgende Tipps sollten Sie beherzigen:

Am leichtesten fällt der Einstieg ins Fasten, wenn gleich zu Beginn die Darmentleerung gut funktioniert. Leinsamen (1 EL pro Tag) oder Flohsamen (1–2 TL pro Tag) können

gut mit in den Speiseplan integriert werden, da diese zu einer weichen Darmfüllung führen.
Essen Sie an den Entlastungstagen nur leicht verdauliche und ballaststoffreiche Speisen. Verzichten Sie auf kalorienreiche Nahrung, Frittiertes, Fettiges wie auch auf tierisches Eiweiß. Fastfood und Fertiggerichte haben wenig gesunde Nährstoffe und gehören nicht auf den Speiseplan. Auch der Verzicht auf Genussmittel wie zuckerhaltige Limonaden, Alkohol, Nikotin, süße und salzige Snacks gehören hier dazu.
Je nach persönlicher Vorliebe können Sie einen Reistag (150 g Reis, 1 Lorbeerblatt, 450 ml Wasser 30 min kochen), Apfeltag (1 kg Apfel gut gekaut), Obsttag (1 kg Kultur- und Wildfrüchte gemischt), Smoothietag (siehe unten) oder Gemüsetag (800–1000 g Gemüse roh oder gekocht, wenig gesalzen) einplanen. Die in Klammern angegebenen Mengen sind die Tagesmengen, die Sie auf mehrere Portionen aufteilen können.
Wichtig ist, die Nährstofftanks nochmal richtig gut aufzufüllen mit möglichst frischen und natürlichen Zutaten.
Gleichzeitig sollten Sie an Entlastungstagen viel Wasser und Kräutertee (2–3 l täglich) trinken. Die Getränke vorzugsweise zwischen den Mahlzeiten trinken, denn viel Flüssigkeit zum Essen verdünnt die Verdauungssäfte, was sich negativ auf die Verdauung auswirken kann.
Wenn Sie auf Kaffee nicht verzichten wollen, sollten Sie ihn schwarz oder mit pflanzlichem Milchersatz zu sich nehmen. Wesentlich schonender als Bohnenkaffee oder Espresso sind Chi-Kaffee oder „Blümchenkaffees" aus geröstetem Getreide, Zichorien- oder Löwenzahnwurzel. Von diesen Alternativen können Sie 1–2 Tassen täglich genießen.

SELBSTGEMACHTER WURZEL-KAFFEE

ZUTATEN
Löwenzahnwurzel / Wegwartenwurzel

MATERIAL
Wurzelausstecher, Bürste, Messer, Pfanne, Kaffeemühle oder Mixer

Löwenzahn-/Wegwartenpflanzen wenn möglich im Herbst ernten. So tief wie möglich ausstechen, Blätter entfernen (Hasen und Schildkröten freuen sich darüber), die Wurzel abbürsten und mit Wasser gründlich reinigen. Löwenzahnwurzeln in 1 cm große Stücke hacken und mehrere Tage trocknen lassen. Die gut getrockneten Wurzelstücke in einer Pfanne ohne Fett bei niedriger Temperatur rösten, die Wurzelstücke immer wieder wenden. Abgekühlte Wurzelstücke mit einer Kaffeemühle oder einem Mixer fein mahlen. Pro Tasse 1 gehäuften TL Wurzelpulver mit heißem Wasser aufbrühen.

KRÄUTERTEE-IDEEN

Vielen Menschen erleichtert eine Vielfalt an Tees die Fastenwoche und auch die Tage davor enorm. Mit den nachfolgenden Kräutertee-Ideen für die Entlastungstage haben Sie geschmackliche Abwechslung. Für die Zubereitung gilt: Jeweils 1 TL der beschriebenen Mischungen in eine Tasse geben, mit noch siedendem Wasser übergießen, 5–10 min ziehen lassen, abseihen und genießen.

KRÄUTERTEE-MISCHUNG FRÜHLING

- 20 g Brennnesselblätter
- 20 g Birkenblätter
- 20 g Gundermann
- 10 g Ehrenpreis
- 10 g Taubnesselblüten

KRÄUTERTEE-MISCHUNG FRÜHSOMMER

- 1 große Holunderblüten-Schirmrispe
- 10 Gierschblüten
- 15 Gänseblümchen
- 20 Kleeblüten
- 10 Stängel Melisse

KRÄUTERTEE-MISCHUNG HERBST

- 20 g Schafgarbenkraut
- 20 g Löwenzahnblätter
- 10 g Rosenblätter
- 10 g Johanniskraut
- 10 g Brennnesselkraut

REZEPTBEISPIELE FÜR WILDKRÄUTER-SMOOTHIES

Die kalten Mixgetränke sind schnell zubereitet, bestehen aus frischem Gemüse, Obst, Kräutern und vielen gesunden Zutaten. Wildkräuter-Smoothies sind ein cremig-leckerer Wohlfühlgenuss. Sie sollten immer frisch zubereitet werden. Die wildesten und vielleicht auch interessantesten Zutaten sind heimische Superfoods. Die Rede ist von Brennnessel, Vogelmiere, Löwenzahn, Sauerampfer & Co.
Das Basis-Rezept für den Wildkräuter-Smoothie lautet: 2 Teile Wasser oder Pflanzenmilch, 2 Teile Obst oder Gemüse, 1 Teil Blattgrün.

WILDKRÄUTER-SMOOTHIE MIT WASSER

- 1 kleine Banane
- 1 Birne mit Schale
- ¼ Avocado ohne Schale und Kern
- ½ Orange ohne Schale
- Wasser zum Verdünnen nach Geschmack
- 1 Handvoll Wildkräuter (Brennnessel, Taubnessel, Spitzwegerich, Giersch, Vogelmiere)

optional

- 1 TL Leinöl oder
- 1 TL Getreideflocken (Hafer, Quinoa)

Zutaten reinigen und auf mixergemäße Größe zuschneiden. Avocado halbieren, entkernen und Fruchtfleisch herauslösen. Alle Zutaten in den Mixer geben und bis zur smoothen Konsistenz mixen.

WILDKRÄUTER-SMOOTHIE MIT MANDELMILCH

- je 1 Handvoll Vogelmiere, Brennnesselblätter und Löwenzahnblätter
- 1 Zweig Minze
- 1 Maracuja
- 1 kleine Banane
- 1 kleiner Apfel mit Schale
- Mandelmilch zum Auffüllen

Zutaten verlesen, waschen und auf mixergemäße Größe zuschneiden. Alle Zutaten in den Mixer geben, bis zur smoothen Konsistenz mixen und genießen.

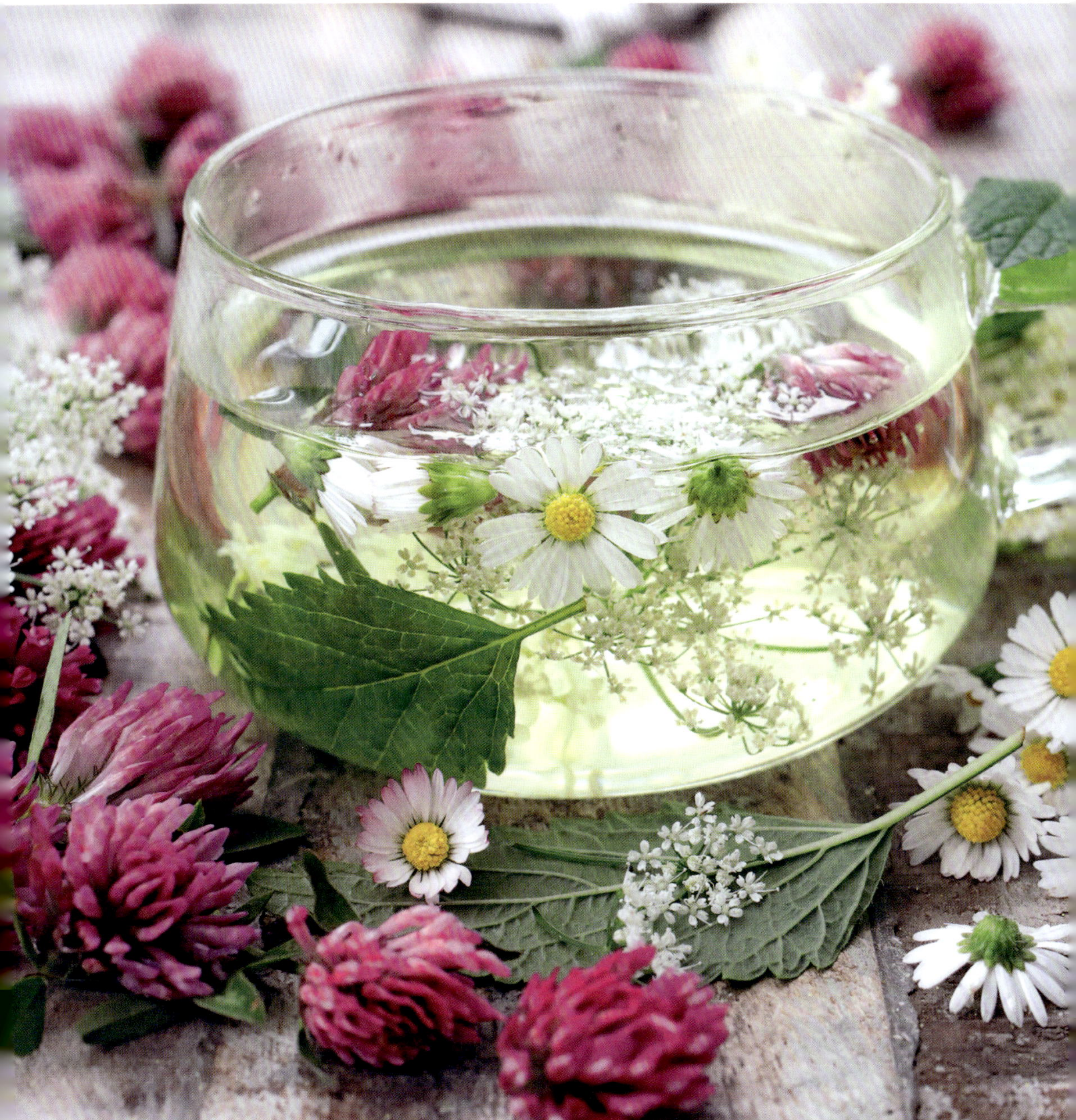

Kräutertee-Mischung Frühsommer.

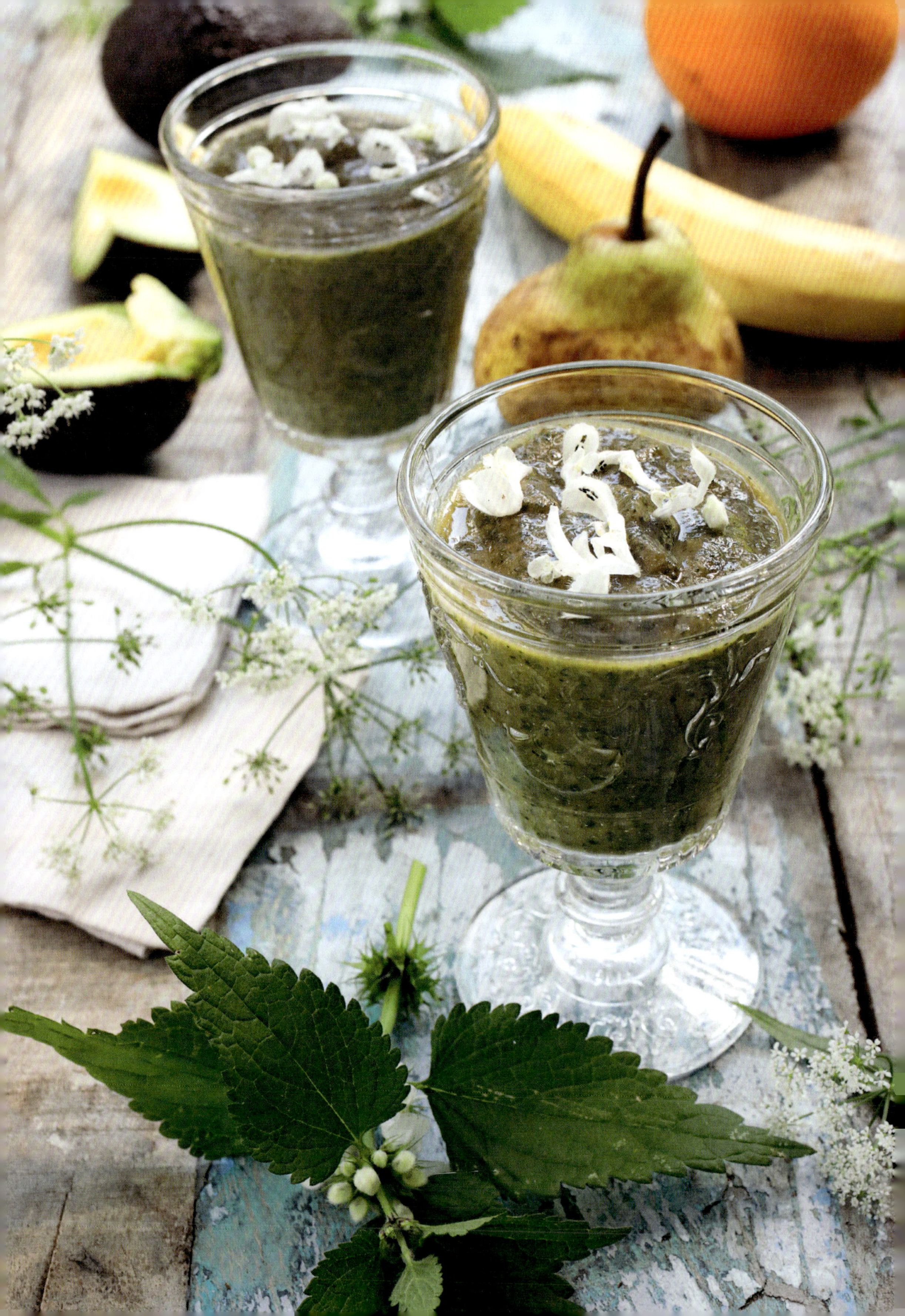

ERNÄHRUNGSPLAN FÜR DIE ENTLASTUNGSTAGE

TAGESZEIT	ESSEN	TRINKEN	BEWEGUNG – RUHEN – SONSTIGES
Morgen	Müsli ohne Zucker, etwas Joghurt und frisches Obst (z. B. Apfel, Birnen oder Beeren); alternativ: Obstsalat (Banane, Apfel, Waldbeeren), mit etwas Naturjoghurt und 1 TL Leinsamen oder Weizenkleie vermischen oder Wildkräuter-Smoothie	1 große Tasse Kräutertee	
Vormittag		stilles Wasser	
Mittag	gedünstetes Gemüse (Möhren, Blumenkohl, Brokkoli, Fenchel), dazu gekochte Kartoffeln oder Reis Alternativ: kleiner Rohkostsalat mit 1 Apfel, ¼ Sellerie, 2 Karotten, 1 TL Honig, Saft ½ Zitrone, Rapsöl, als Topping gehackte Wildkresse (Schaumkraut oder Barbarakraut), dazu 1 Ofenkartoffel	stilles Wasser	
Nachmittag		1 große Tasse Kräutertee	Ruhe finden
Abend	Obstsalat mit Leinsamen, gemischt mit 125 g Joghurt; Alternativ: Ofengemüse (Karotten, Zwiebel, Fenchel, Zucchini)	Kräutertee	Einstimmen auf die Fastentage Ablösen vom Alltag mit Meditation

Wildkräuter-Smoothie.

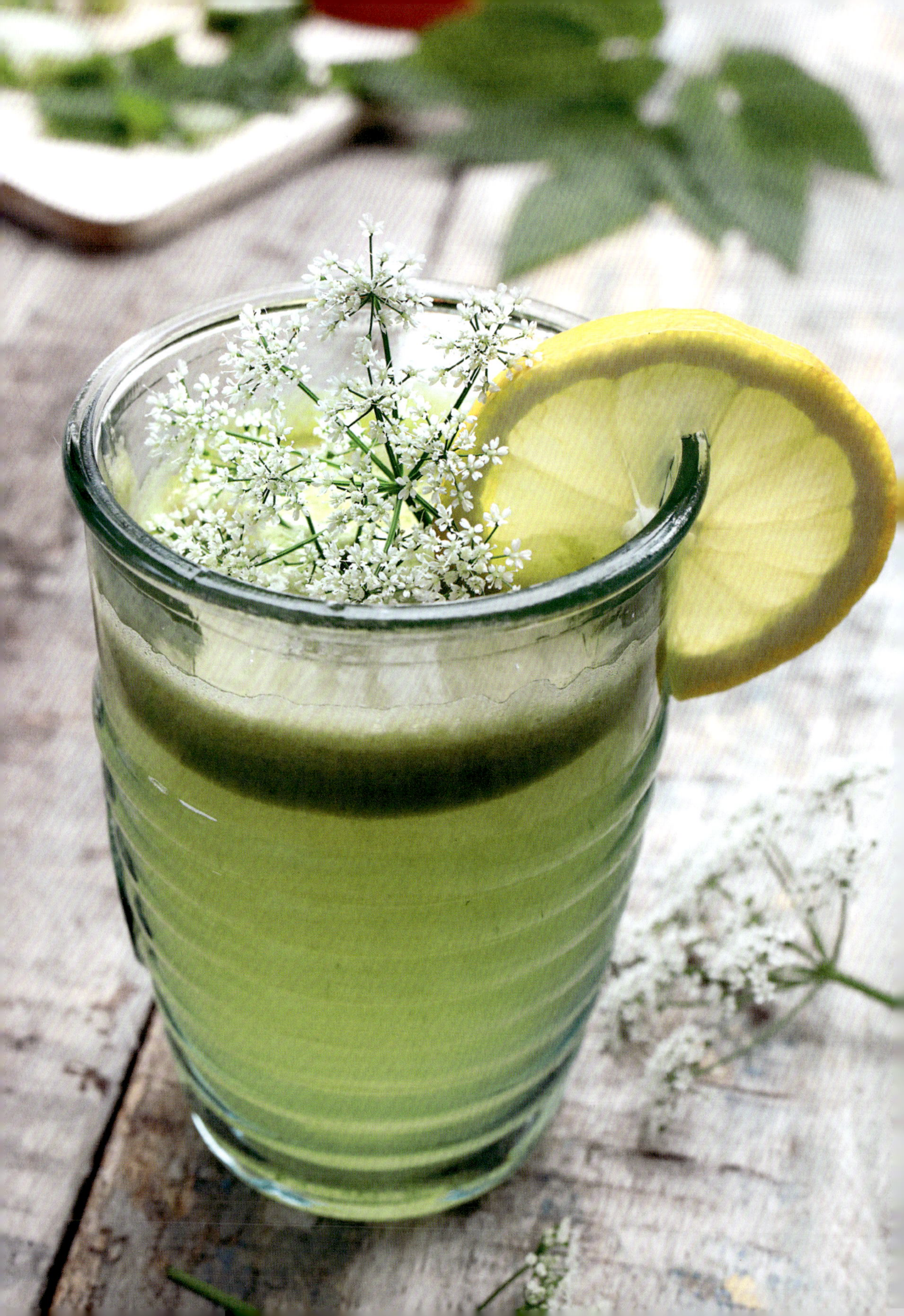

Fastentage – trinken statt essen

Die Dauer der Fastentage richtet sich nach der persönlichen Situation: Als Orientierung kann gelten, dass Fastenanfänger mit 5 reinen Fastentagen beginnen sollten. Bei Fastenwiederholern kann die Fastenzeit auf 7–10 Tage oder auch länger angehoben werden, wobei dann Eiweiß in Form von Buttermilch (circa 250 ml über den Tag verteilt) oder Quark mit hinzugefügt werden sollte. Bei einem typischen Fastentag nahmen Sie maximal 250–500 kcal zu sich. Von der Gesamtmenge entfallen rund 300 ml auf Gemüsebrühe oder Wildkräutersaft, 300 ml auf Obst- oder Gemüsesaft, 30 g auf Honig und rund 2,5 l auf Flüssigkeit in Form von Kräutertee und stillem Wasser. Vom Fasten ist vermutlich noch niemand verhungert – die biblische Fastenzeit von 40 Tagen deutet darauf hin, dass auch durchaus länger gefastet werden kann.

FASTENGETRÄNKE

Um die beim Fasten entstehenden sauren Valenzen abzupuffern, können Sie neben Kräutertees auch basische Gemüsebrühen zu sich nehmen. Sie liefern Vitamine und Mineralien, die eine Fastenübersäuerung ausgleichen. Am besten nehmen Sie diese löffelweise zu sich und „kauen" jeden Schluck. Achten Sie beim Kauf der Gemüse auf Qualität. Idealerweise sollten Kräuter und Gemüse in Bioqualität verwendet werden.

ildkräutersaft.

KLASSISCHE GEMÜSEBRÜHE

Kraftspender, wärmt von innen

- 150 g Kartoffeln
- 1 kleine Süßkartoffel
- 150 g Karotten
- 100 g Sellerie
- 3 Stängel Staudensellerie
- 100 g Pastinaken
- 100 g Fenchel
- 100 g Zwiebeln
- 100 g Lauch
- 2 Knoblauchzehen
- 2 Stängel Thymian
- 1–2 Stängel Rosmarin
- 2–4 Lorbeerblätter
- ½ TL Wacholder
- 3 Stängel Petersilie
- 1 Handvoll Wildkräuter (Brennnessel, Löwenzahn, Giersch, Vogelmiere, Schafgarbe)
- etwas Salz (vor allem für Kreislaufschwache)

Alle Gemüse putzen, waschen, schälen und würfeln, den Lauch in Ringe schneiden. Die Wildkräuter verlesen, waschen und kleinschneiden. Den Knoblauch schälen und pressen. Alle Zutaten in einen Topf geben, mit 4 l Wasser auffüllen und zum Kochen bringen. Mindestens 1,5 Std köcheln lassen, je länger sie kocht, desto intensiver wird die Brühe. Das Gemüse durch ein Sieb in eine Schüssel abseihen und die Brühe auffangen. An den beiden Aufbautagen kann man das Gemüse auch in der Suppe belassen. Die Brühe auf Vorrat kochen, portionsweise einfrieren und auftauen.

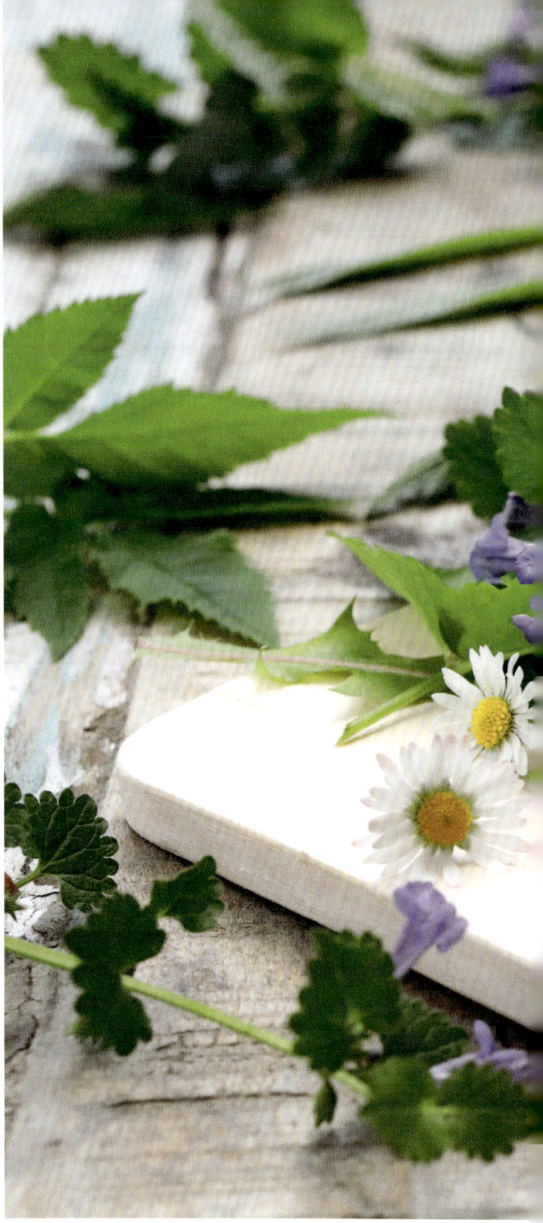

BRENNNESSEL-WILDKRÄUTERBRÜHE
(Zutaten pro 0, 5 l)

- 2 Handvoll Brennnesselspitzen
- 1 Handvoll Wildkräutermischung (Spitzwegerich, Taubnessel, Giersch, Schafgarbe, Löwenzahn, Gundermann, Gänseblümchen)
- 1 Prise Salz

Die Wildkräuter verlesen, waschen und hacken. 500 ml Wasser zum Kochen bringen, die Kräuter zugeben und 15 min köcheln lassen, danach abgießen. Die Wildkräuterbrühe ist eine Alternative zur klassischen Gemüsebrühe. Langsam und löffelweise genießen.

WILDKRÄUTER-ORANGEN-SELLERIE-SAFT

- 1 Handvoll Wildkräuter (Brennnessel, Löwenzahn, Wegerich, Giersch)
- 1 Orange
- 2 Stangen Staudensellerie

Orange schälen, restliche Zutaten waschen und in Stücke schneiden. Nach und nach die Zutaten in den Einfüllschacht des Entsafters geben, mit dem dazugehörigen Stopfer zum Presswerk drücken. Wenn kein Saft mehr aus dem Saftauslass austritt, ist er fertig.
Pur ist der Saft während der Fastenzeit viel zu konzentriert, deshalb nach eigenem Geschmacksempfinden mit stillem Mineralwasser auffüllen und schluckweise genießen.

GIERSCH-GURKEN-APFELSAFT

- 1 Handvoll Gierschblätter
- ½ Apfel, ungeschält
- 1 Stück Gurke ungeschält, ungefähr 100 g
- 1 kleiner Spritzer Zitrone

Alle Zutaten gut waschen, in grobe Stücke schneiden. Nach und nach die Zutaten in den Einfüllschacht des Entsafters geben, mit

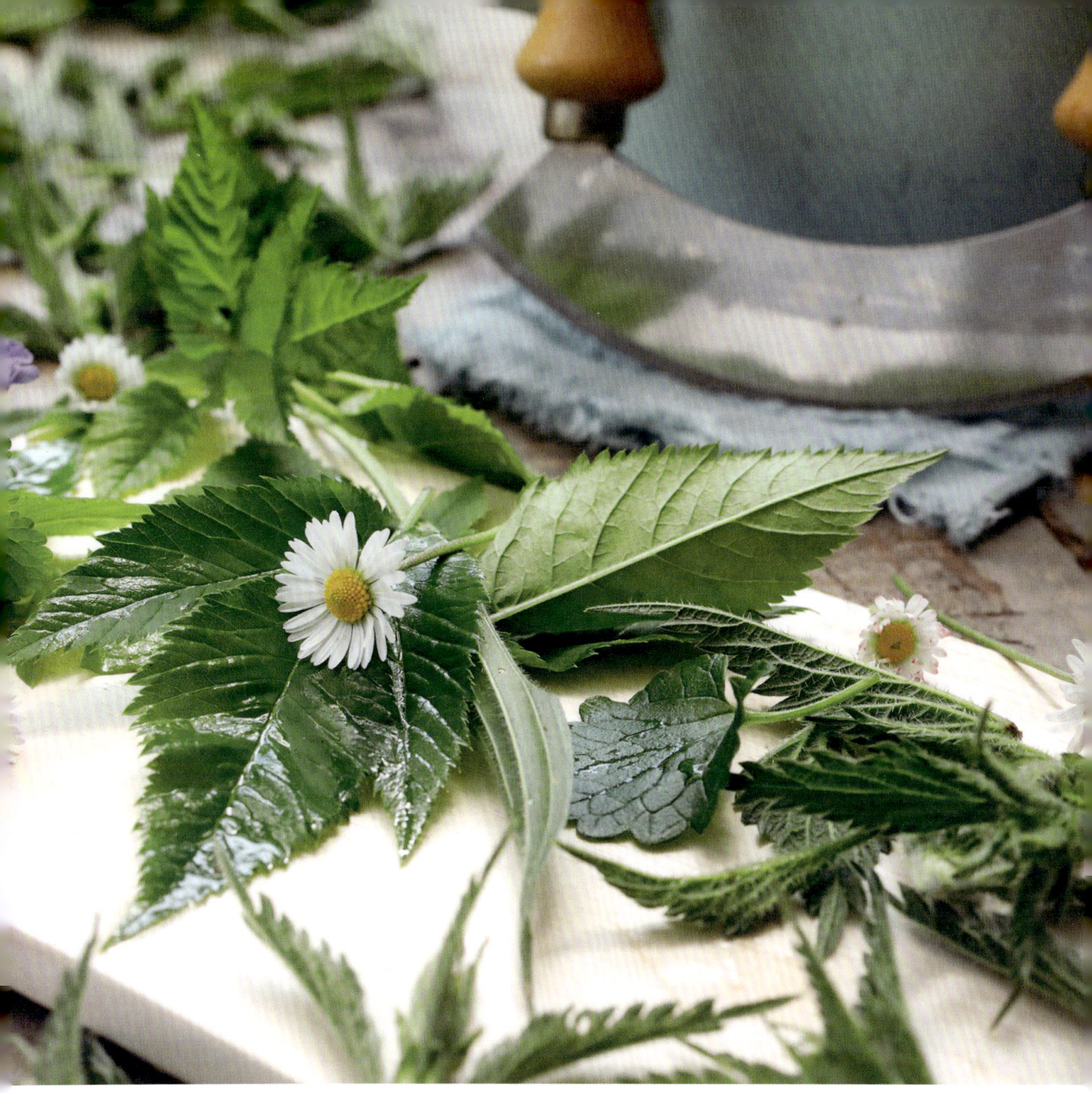

Zutaten für die Brennnessel-Wildkräuterbrühe.

dem dazugehörigen Stopfer zum Presswerk drücken. Wenn kein Saft mehr aus dem Saftauslass austritt, ist er fertig. Zum Schluss einen kleinen Spritzer Zitrone zufügen. Pur ist der Saft während der Fastenzeit viel zu konzentriert, deshalb nach eigenem Geschmacksempfinden mit stillem Mineralwasser auffüllen und schluckweise genießen. Bei empfindlichem Magen den Zitronensaft weglassen.

TAGESPLAN FÜR DEN ERSTEN FASTENTAG

TAGESZEIT	TRINKEN	ANWENDUNGEN	BEWEGUNG – RUHEN – SONSTIGES
Aufwachen	2 Tassen Morgentee (wer mag und es verträgt, mit 1 Spritzer Zitrone)		Dehnen, Strecken ans offene Fenster stellen, Frischluft atmen
früher Morgen		Darmentleerung Trockenbürsten Dusche, Wechseldusche Mundpflege, Ölziehen	
Vormittag	1 Tasse Morgentee oder 1 Glas Wasser		
Mittag	Gemüsebrühe oder Wildkräuterbrühe, Wildkräutersaft	Leberwickel nach dem Essen	Ruhen
früher Nachmittag	2 Gläser Wasser		Waldspaziergang – bringt klare Gedanken und viel Sauerstoff
später Nachmittag	2 Tassen Nierentee		Lesen, Meditieren
Abend	Gemüsebrühe oder Wildkräuterbrühe, Wildkräutersaft		
vor dem Schlafengehen	1 Tasse Lebertee oder schlaffördernder Tee	warmes Fußbad	Fastentagebuch führen

ERSTER FASTENTAG

Der erste eigentliche Fastentag ohne feste Nahrung beginnt heute. Er steht ganz im Zeichen der Entlastung. Heute wird der Darm entleert, vorzugsweise mittels Einlaufs. Ein leerer Darm unterstützt das Bestreben, den Körper von allen unnötigen Stoffen zu befreien. Trinken Sie mindestens 3 l, um den Flüssigkeitsverlust auszugleichen. Legen Sie eine Mittagsruhe ein und bewegen Sie sich am Nachmittag moderat an der frischen Luft – sofern die Darmentleerung abgeschlossen ist. Wer tendenziell einen unruhigen Schlaf hat, sollte den Tag mit einem warmen Fußbad und einem schlaffördernden Tee beenden.

ZWEITER FASTENTAG

Heute liegt der Schwerpunkt auf der Reinigung von Nieren und Lymphe. Trinken

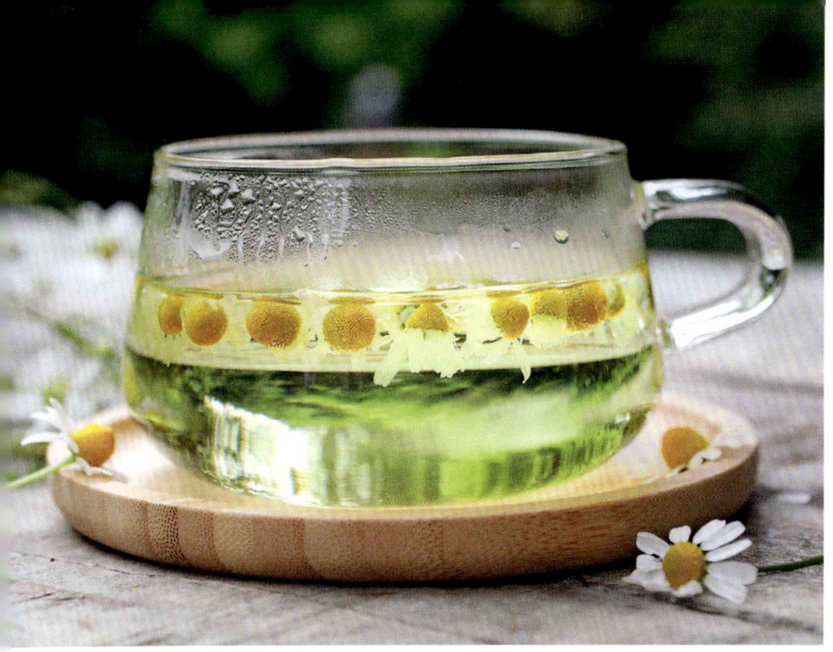

Trinken Sie viel Tee während der Fastenzeit.

TAGESPLAN FÜR DEN ZWEITEN FASTENTAG

TAGESZEIT	TRINKEN	ANWENDUNGEN	BEWEGUNG – RUHEN – SONSTIGES
Aufwachen	2 Tassen Morgentee, bei niedrigem Blutdruck mit Honig		Dehnen, Strecken ans offene Fenster stellen, Frischluft atmen
früher Morgen	1 Glas Wasser, bei Kältegefühl 1 Glas Rosmarintee	Trockenbürsten Dusche, Wechseldusche Mundpflege, Ölziehen	
Vormittag	1 Glas Lebertee		
Mittag	Gemüsebrühe oder Wildkräuterbrühe, Wildkräutersaft	Leberwickel	Ruhen
früher Nachmittag	1 Glas Wasser		kleiner Spaziergang an der frischen Luft
später Nachmittag	2 Tassen Nierentee		Ruhen, Lesen
Abend	Gemüsebrühe oder Wildkräuterbrühe, Wildkräutersaft		
vor dem Schlafengehen	1 Tasse Lebertee oder schlaffördernder Tee	warmes Fußbad	Fastentagebuch führen

TAGESPLAN FÜR DEN DRITTEN FASTENTAG

TAGESZEIT	TRINKEN	ANWENDUNGEN	BEWEGUNG – RUHEN – SONSTIGES
Aufwachen	2 Tassen Entblähungstee, wer mag, mit frisch gepresster Zitrone		Dehnen, Strecken ans offene Fenster stellen, Frischluft atmen
früher Morgen	1 Glas Wasser oder Kopfschmerztee	Darmentleerung Trockenbürsten Dusche, Wechseldusche, Mundpflege, Ölziehen	
Vormittag	1 Glas Morgentee		
Mittag	Gemüsebrühe oder Wildkräuterbrühe, Wildkräutersaft	Leberwickel	Ruhen
früher Nachmittag	1 Glas Wasser		kleiner Spaziergang an der frischen Luft
später Nachmittag	2 Tassen Nierentee		Ruhen, Lesen
Abend	Gemüsebrühe oder Wildkräuterbrühe, Wildkräutersaft		
vor dem Schlafengehen	1 Tasse Lebertee oder schlaffördernder Tee	warmes Fußbad	Fastentagebuch führen

Sie mindestens 3 l. Der Urin sollte eine helle Farbe haben, ansonsten sollten Sie die Trinkmenge erhöhen. Sorgen Sie für warme Hände und Füße, ruhen Sie viel und vermeiden Sie Anstrengungen. Unternehmen Sie Spaziergänge oder kleine sportliche Übungen zur Anregung des Kreislaufs. Für Kälteempfindliche hilft ein Glas Rosmarintee zwischendurch. Für den Abend ist dieser jedoch keine Option, da er durch seine anregende Wirkung einen erholsamen Schlaf stören kann. Dann ist ein warmes Fußbad die bessere Alternative.

DRITTER FASTENTAG

Heute wird der Darm erneut entleert. Kalt-warme Wechselduschen, Trockenbürsten und moderate Bewegung sorgen für einen

TAGESPLAN FÜR DEN VIERTEN UND FÜNFTEN FASTENTAG

TAGESZEIT	TRINKEN	ANWENDUNGEN	BEWEGUNG – RUHEN – SONSTIGES
Aufwachen	2 Tassen Entblähungstee, wer mag, mit frisch gepresster Zitrone		Dehnen, Strecken ans offene Fenster stellen, Frischluft atmen
früher Morgen	1 Glas Wasser oder Kopfschmerztee	Darmentleerung am 5. Fastentag Trockenbürsten Dusche, Wechseldusche, Mundpflege, Ölziehen	
Vormittag	1 Glas Morgentee		
Mittag	Gemüsebrühe oder Wildkräuterbrühe, Wildkräutersaft	Leberwickel	Ruhen
früher Nachmittag	1 Glas Wasser		kleiner Spaziergang an der frischen Luft
später Nachmittag	2 Tassen Nierentee		Ruhen, Lesen
Abend	Gemüsebrühe oder Wildkräuterbrühe, Wildkräutersaft		
vor dem Schlafengehen	1 Tasse Lebertee oder schlafördernder Tee	warmes Fußbad	Fastentagebuch führen

stabilen Kreislauf. Den meisten Fastenden geht es heute besser, denn der Körper hat sich an den neuen Stoffwechsel gewöhnt. Dadurch ist Energie frei für Regeneration, es entsteht Schwung und Leichtigkeit. Sollten Sie dennoch Kopfschmerzen plagen, dann 1–2 Tassen Tee dagegen mit einplanen. Wenn Sie frieren, die Kleidung entsprechend anpassen; ein Fußbad zwischendurch kann auch Abhilfe schaffen.

VIERTER UND FÜNFTER FASTENTAG

Auch an diesen Tagen gilt: ausreichend trinken und ruhen. Am fünften Fastentag wird der Darm erneut entleert. Falls es zwischendurch zu schlechter Laune oder Müdigkeit kommt, können die Teerezepte unter „Beschwerden lindern" (S. 84 ff.) auf die Sprünge helfen. ½ TL Honig im Kräutertee spendet schnell Energie.

Aufbautage

Jetzt haben Sie es geschafft! Sie können wirklich stolz auf sich sein. Bevor Sie jetzt die Pizza beim Lieblingsitaliener bestellen, sollten Sie noch die letzten Seiten lesen. Ein abrupter Wechsel ohne Aufbautage wäre nicht bekömmlich. Deshalb sollten Sie Ihren Körper langsam und stufenweise wieder an die Nahrungsaufnahme gewöhnen. Planen Sie 2, bei längerer Fastenzeit auch 3 Aufbautage ein.

Wichtig ist, dass die Nahrung jetzt gut gekaut und eingespeichelt wird. Nehmen Sie sich Zeit fürs Essen und kauen Sie bis zu 30-mal Ihre Speisen. Obst darf so lange gekaut werden, bis es Fruchtsaft ist, Gemüse darf zu Mus gekaut werden. Die Aufbautage bestimmen letztlich die Nachhaltigkeit Ihrer Bemühungen während des Fastens. Optimalerweise geht der Kostaufbau einher mit der Umstellung auf eine bewusste, gesundheitsfördernde Ernährungsweise: viel Gemüse, maßvoll Eiweiß – etwa aus Fisch, Pilzen oder Hülsenfrüchten –, ergänzt um hochwertige Öle wie Oliven- und Leinöl.

Wichtig ist es, weiterhin reichlich zu trinken, mindestens 2 l täglich. Sie können die Teerezepte aus dem Kapitel „Entlastungstage“ (S. 104) für die Aufbautage nutzen. Wasser und ganz allgemein Flüssigkeit sind weiterhin wichtig, um eine bessere Durchfeuchtung der Schleimhäute im Darm zu erreichen, damit der erste Stuhl spontan innerhalb der ersten beiden Aufbautage erfolgen kann. Magen und Bauchspeicheldrüse müssen nun wieder wie gewohnt Verdauungssekrete produzieren. Falls die Verdauung schleppend anläuft, hilft ein Leber- oder Entblähungstee (siehe Seite 85 f.).

Am ersten Aufbautag sollte überwiegend fettfrei und salzarm gegessen werden. Tierisches Protein kann in der ersten Woche auch problematisch werden. Wer jedoch pflanzlich vollwertig isst, kann von Anfang an alles essen. Dazu gehört eine basische Kost mit viel Gemüse, Rohkost, Obst, frischen Säften oder Smoothies, Nüssen, Samen, Kernen und Sprossen.

Wie das Fasten braucht auch das Nachfasten den äußeren Rahmen der Ruhe. Der Aufbau sollte deshalb zur Stressvermeidung am gleichen Ort stattfinden wie das Fasten selbst (d. h. zu Hause oder in einer kleinen Gruppe). Hier noch einige Inspirationen für die Aufbautage.

FASTENBRECHEN UND AUFBAUTAGE

Das sogenannte Fastenbrechen – also die erste kleine Mahlzeit nach dem Fasten – ist traditionell ein Apfel, der von vielen Fastenden als wahre Geschmacksexplosion empfunden wird. Der Geschmackssinn nach dem Fasten muss sich nun neu einstimmen. Die Empfindlichkeit für süß und salzig ist jetzt viel höher. Sie werden staunen, wie köstlich nun eine einfache Suppe schmeckt, und der erste Biss in einen Apfel nach der Fastenwoche ist einfach wunderbar und sehr geschmacksintensiv.

Erster Aufbautag: Frühstück

Der Apfel wird am Morgen des ersten Aufbautags zum Frühstück gegessen und sorgfältig gekaut. Als Alternative kann auch eine Karotte gegessen werden.

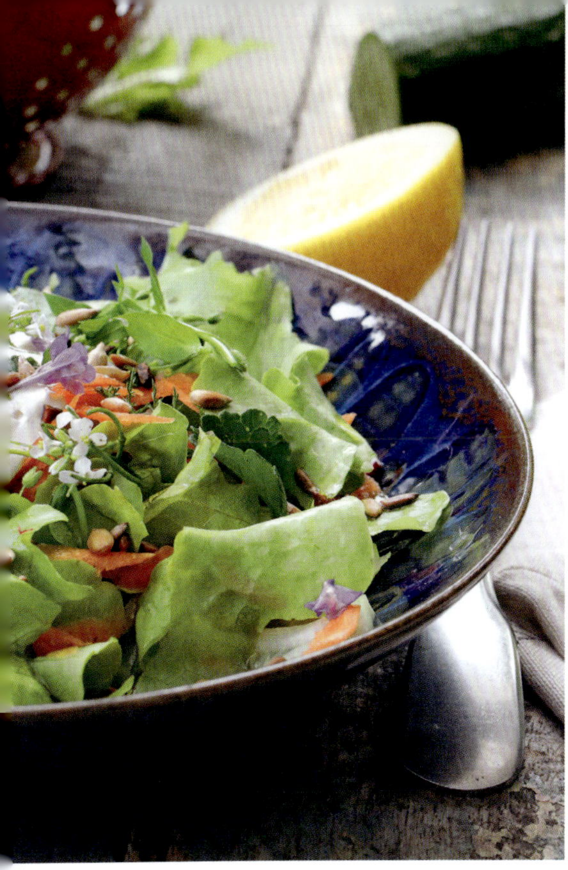

Ein Frischkost-Salatteller bringt die Verdauung behutsam wieder auf Trab.

Mittagessen

BRENNNESSEL-GIERSCH-SPINAT MIT GEKOCHTEN KARTOFFELN

- 2 Hände junge Brennnesselblätter
- 2 Hände Gierschblätter
- ½ Zwiebel, fein gewürfelt
- je 1 Prise Muskat, Salz und Pfeffer
- ½ Glas Gemüsebrühe (übrige Menge von den Fastentagen)
- etwas Butter und Öl

In einem Topf die Zwiebel in etwas neutralem Öl gründlich anschwitzen, mit der Brühe ablöschen und die Kräuter zugeben. Bei geschlossenem Deckel circa 10 min köcheln lassen, öfter umrühren, bis alle Blätter zusammengefallen sind. Würzen und mit dem Stabmixer fein pürieren. Mit 1 TL Butter mischen. Dazu Pellkartoffeln reichen.

Abendessen

KRÄUTERSUPPE AUS WILDKRÄUTERN
(Zutaten für 2 Personen)

2 Handvoll gemischte Kräuter (z. B. Gänseblümchen, Giersch, Schafgarbe, Brennnessel, Löwenzahn, Spitzwegerich, Frauenmantel, Löwenzahn)

- etwas Butter
- ½ Zwiebel, fein gehackt
- 2 Kartoffeln, mehlig kochend
- etwas Gemüsebrühe

Mehlige Kartoffeln werden gekocht, geschält und zu „Schnee“ gepresst oder in kleine Würfel geschnitten. Die Zwiebel in etwas Butter anschwitzen. Die geernteten Kräuter fein hacken und mit Gemüsebrühe aufgießen. Mit Salz, Pfeffer, Muskat und einem Klecks Schmand abschmecken. Die Suppe mit einem Mixer pürieren und evtl. mit frischen Blüten des Gänseblümchens oder des Gundermanns garnieren.

Zweiter Aufbautag: Frühstück

HAFERBREI MIT HAFERDRINK

- 50 g Haferflocken
- 250 ml Haferdrink
- 20 g gehobelte Mandeln
- etwas Ceylon-Zimt
- 1–2 EL Wildfrüchte (evtl. auch TK) wie Blaubeeren, Himbeeren, Brombeeren

Echt lecker: Kräutersuppe.

Die Hafermilch mit den Haferflocken aufkochen und 2–3 min unter ständigem Rühren leicht weiter köcheln lassen. Sollte die Konsistenz zu fest sein, noch Hafermilch hinzufügen. Kurz vor dem Servieren die Mandeln und den Zimt einrühren und mit den Früchten bestreuen.

Mittagessen

KÜRBISSUPPE
(Zutaten für 1–2 Portionen)

- 250 g Kürbis (am besten Hokkaido)
- 1 mittelgroße Kartoffel
- 1 kleine Zwiebel, gehackt
- 1 kleines Stück Ingwer (frisch)
- 1–2 TL Sonnenblumenöl
- 250 ml Gemüsebrühe (übrige Menge von den Fastentagen)
- 100 g Apfelkompott
- Salz, Pfeffer, evtl. etwas Schmand

Den Kürbis gut abspülen, halbieren, Kerne und das „Stroh“ im Inneren entfernen. Das Fruchtfleisch in grobe Stücke schneiden (Hokkaido-Kürbis braucht nicht geschält zu werden, andere Sorten besser schälen). Kartoffel schälen, abspülen und in Stücke schneiden. Zwiebel abziehen, Ingwer schälen und beides in kleine Würfel schneiden. Das Öl in einem Topf erhitzen und Kürbis, Kartoffeln, Zwiebel und Ingwer darin etwa 3 min andünsten. Dann die Gemüsebrühe dazugießen und etwa 20 min kochen lassen, bis das Gemüse weich ist. Das Gemüse in der Brühe mit dem Stabmixer fein pürieren. Das Apfelkompott unterrühren und die Suppe mit Salz und Pfeffer abschmecken. Zum Servieren die Suppe in Teller geben und nach Gusto etwas Schmand mit einem Löffel kreisförmig darauf verteilen. Etwas frisch gemahlenen Pfeffer darüber streuen.

Abendessen

FRISCHKOST-SALATTELLER
(1 Portion)

- 2 Handvoll Salate der Saison (z. B. Blattsalat, Gurke, Radieschen, Karotten)
- 1 Handvoll frische Wildkräutermischung (z. B. Vogelmiere, Schafgarbe, Brunnenkresse, Gundermann, Knoblauchsrauke)
- 1 Esslöffel Sauerrahm oder Naturjoghurt
- einige Spritzer Zitronensaft oder naturbelassenen Apfelessig
- 2 Esslöffel Olivenöl
- 1 Esslöffel Sonnenblumenkerne (in der Pfanne trocken rösten)

Blattsalate waschen und zerteilen, Wurzelsalate putzen und fein raspeln. Auf einem Teller anrichten, Zitronensaft und Öl darüber träufeln, Sauerrahm oder Joghurt, Kräuter und Sonnenblumenkerne darüber verteilen.

Wer mag – ein dritter Aufbautag

Sie können jetzt noch einen dritten Aufbautag anhängen. Als Faustregel gilt: die Energiemenge stufenweise erhöhen. Der Stoffwechsel muss langsam „hochtrainiert“ werden, da sich während des Fastens aufgrund von Sparmechanismen der Grundumsatz reduziert, z. B.: erster Aufbautag 800 kcal, zweiter Aufbautag 1000 kcal, dritter Aufbautag 1200 kcal. Wird im Aufbau zu schnell wieder zu viel gegessen, so wird dieses Zuviel in Depotfett umgewandelt. Die Hildegard-Anhänger genießen in dieser Zeit gerne Dinkelsuppen oder ein Dinkelbrot; ein Kräuterquark mit Leinöl wird in der Regel auch gut vertragen, ebenso wie Gemüsespaghetti mit Pesto oder Wildkräuter-Smoothies (Rezepte finden Sie auf den Seiten 106–113).

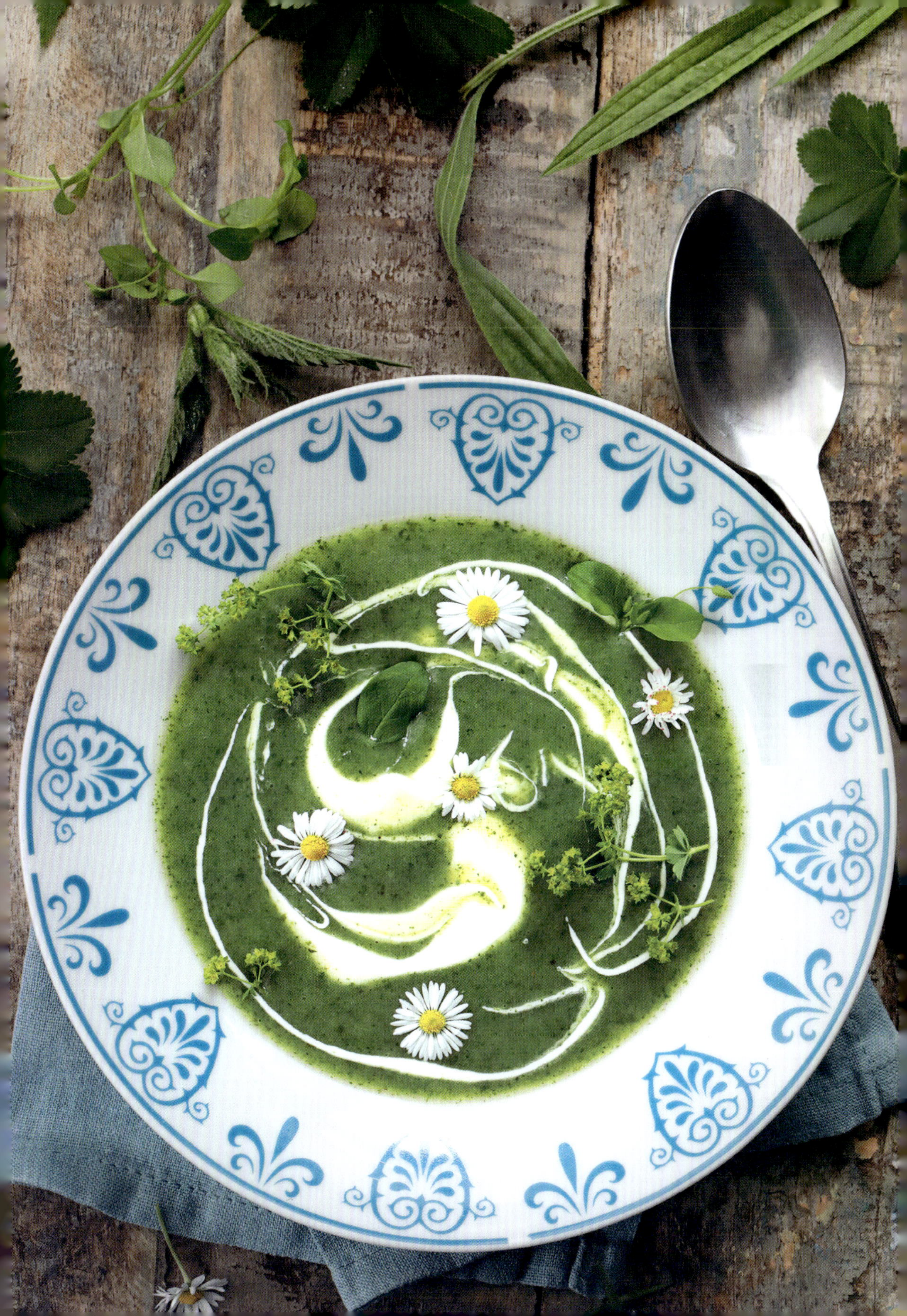

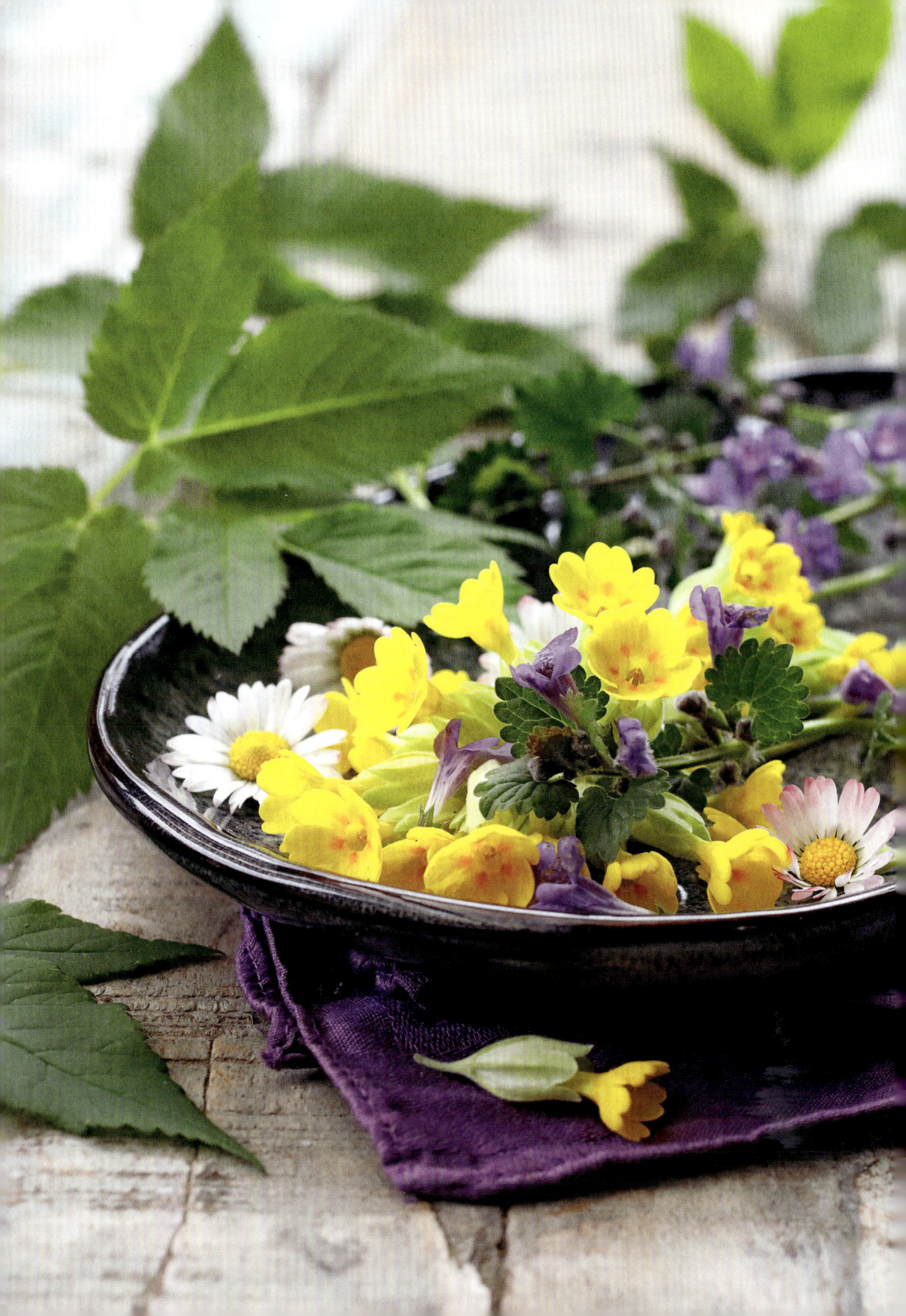

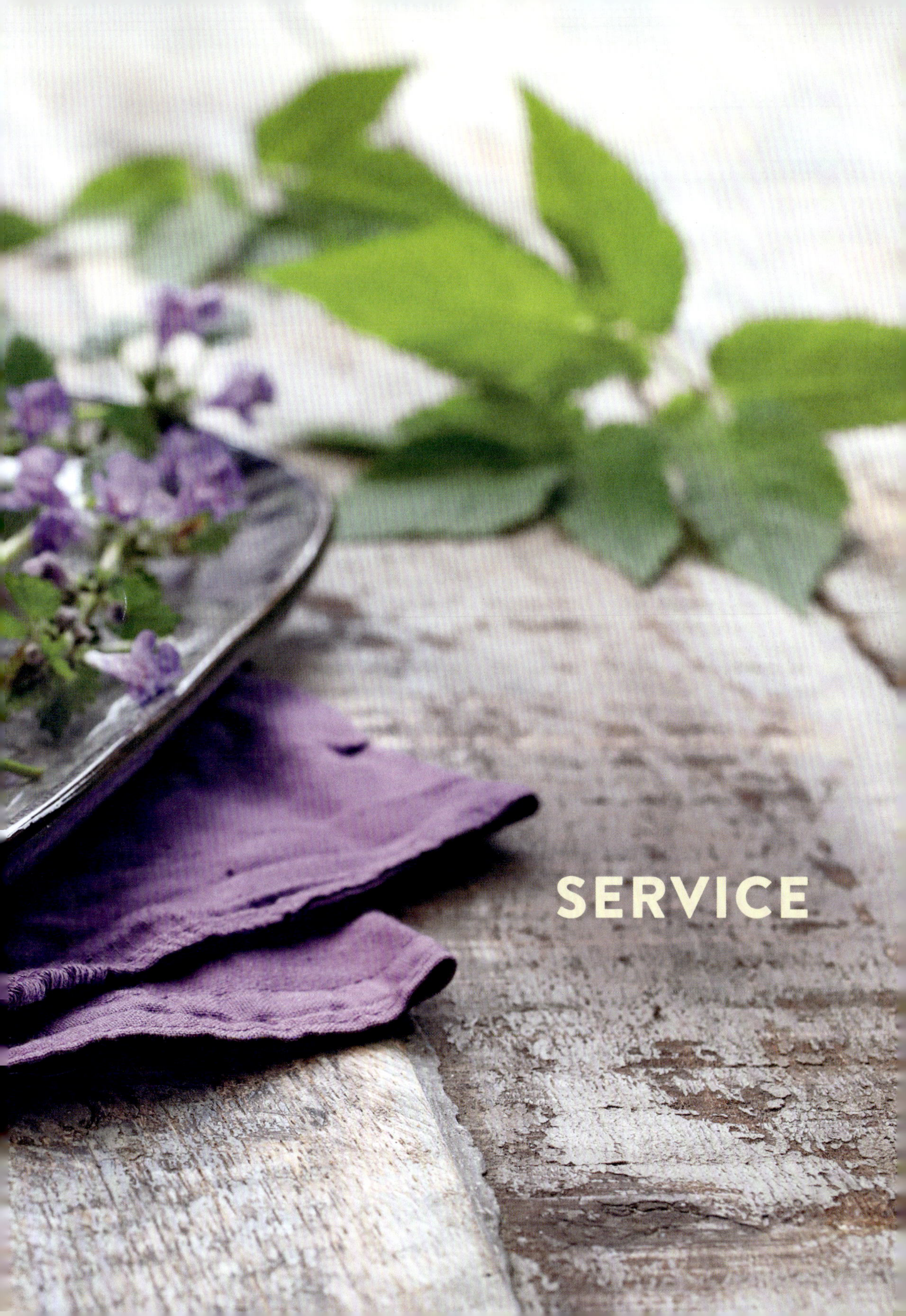

SERVICE

Zum Weiterlesen

Alles über Heilpflanzen. Erkennen, anwenden und gesund bleiben.
Ursel Bühring. 5. aktual. und erw. Aufl., Verlag Eugen Ulmer, Stuttgart 2010.
Ein Rundum-Ratgeber über die wichtigsten Heilpflanzen und wie man sie erkennt, wie sie wirken und wie man sie anwendet.

Bitterstoffe. Vorbeugen, heilen und genießen in 100 Rezepten. Für Stoffwechsel, Darm und Immunsystem. Claudia Ritter. Verlag Eugen Ulmer, Stuttgart 2023
Ein umfangreicher Ratgeber über die Alleskönner Bitterstoffe..

Entgiften mit Heilpflanzen. Natürlich einfach gesund. Michaela Girsch. Verlag Eugen Ulmer, Stuttgart 2022.
Heilpflanzenkuren zur Selbstanwendung zum Entgiften und Entschlacken.

Heilpflanzenkraft gegen Viren. Natürlich vorbeugen, Infekte behandeln, Abwehrkräfte stärken. Mit rund 100 Rezepten aus der Naturheilkunde. Claudia Ritter. Verlag Eugen Ulmer, Stuttgart 2023

Heilpflanzen-Tee. Richtig sammeln, trocknen und mischen. Michaela Girsch. Verlag Eugen Ulmer, Stuttgart 2019.
Rezepturen für zahlreiche Heilkräuter-Teemischungen für die wichtigsten Alltagsbeschwerden.

Heilsame Wickel und Auflagen aus Heilpflanzen, Quark & Co. Bernadette Bächle-Helde und Ursel Bühring. 2. aktual. Aufl., Verlag Eugen Ulmer, Stuttgart 2019.
Ratgeber für die einfache Anwendung von Wickeln als sanfte Therapie für die ganze Familie.

Heilpflanzen-Kuren. Körper und Seele pflegen und gesund erhalten.
Ursel Bühring. 2. Aufl., Verlag Eugen Ulmer, Stuttgart 2016.
Ratgeber für die Anwendung von Heilpflanzen rund ums Jahr zur Pflege und Gesunderhaltung der inneren Organe.

Immunsystem stärken mit Heilpflanzen aus Natur und Garten. 100 Rezepte mit heimischen Wildkräutern, Beeren und Nüssen. Claudia Ritter. Verlag Eugen Ulmer, Stuttgart 2022.

Ingweröl. Vielseitige Pflanzenkraft für Körper und Seele. Claudia Ritter. Verlag Eugen Ulmer, Stuttgart 2020.

Pflanzliche Antibiotika selbst gemacht. Heilen und vorbeugen mit Gewürzen und Kräutern. Claudia Ritter. Verlag Eugen Ulmer, Stuttgart 2024.

Die Autorin

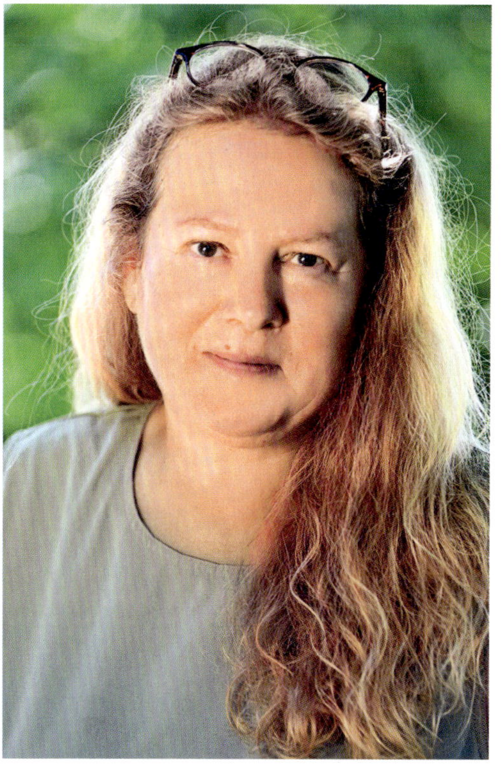

CLAUDIA RITTER ist Heilpraktikerin, Autorin und Dozentin zum Thema Heilpflanzen und Naturheilkunde. Sie betreibt eine eigene Naturheilpraxis und hat bereits mehrere Bücher zu naturheilkundlichen Themen veröffentlicht.

DANK

Dank gebührt allen, die an der Entstehung dieses Buches mitgewirkt haben. Das gilt insbesondere für das großartige Ulmer-Verlagsteam: den Vertrieb, der den zündenden Funken für dieses Buch hatte, die Lektorinnen Antje Munk, Ina Vetter und Regina Franke sowie Heike Schmidt-Röger für ihre anspruchsvollen Fotografien.

Schnell nachgeschlagen

A

Abführen 43, 44
Abnehmen 16
Acker-Schachtelhalm 66
Acker-Stiefmütterchen 67
Allergien 24
Anthranoide 48
Anwendungen 41
Arteriosklerose 15, 21
Atemwegserkrankungen 24, 93
Ätherische Öle 93
Aufbautage 118
Autophagie 16

B

Badesalz, basisch 53
Baldrian 96, 99
Ballaststoffe 47
Basenbad 53
Bauchwickel 86
Bewegung 35
Birke 68
Bittersalz 47
Bitterspray 84, 86
Blutfettwerte, erhöhte 21
Bluthochdruck 19
Blutzucker 21
Brennnessel 69, 106
Brustwickel 94
Buchinger, Otto 29

C

Cholesterin 15, 21

D

Darm 44
Darmreinigung 43
Demenz 15, 26
Diabetes mellitus Typ 2 21
Diät 9

E

Einlauf 43, 48
Eiweiß 17
Eiweißabbau 17
Engelwurz 98
Entlastungstage 104
Entzündungsprozesse 18
Erschöpfung 24

F

Fastenbrechen 118
Fastengetränke 111
Fastenkräuter
  Frühjahr 38
  Herbst 38
Fastenmethoden 27
Fasten, seelisch-geistige Dimension 12
Fastenstoffwechsel 16
Fastentage 111
Fastenzeit, ideale 34
Fenchel 70
Fett 18
Fettverbrennung 9
Flohsamen 47
Füllstoffe 47
Fußbad, basisches 54

G

Gänseblümchen 38, 94
Gegenanzeigen 26
Gemüsebrühe 53, 111
Gicht 23
Glaubersalz 45
Goldrute 71
Gundelrebe 72
Gundermann 72

H

Hafer, grüner 96
Hagebutten 100
Harnstoff 59
Haut 24, 53, 90
Hauterkrankungen 24
Hautunreinheiten 90
Heilfasten 13, 29
Herz-Kreislauf-Erkrankungen 19
Hildegard von Bingen 30
Holunder, Schwarzer 73
Honig 61
Hormone 18
Hungerattacken 84

I

Immunsystem 19
Insulin 21
Intervallfasten 32
Irrigator 48

J

Johanniskraut 98

K

Kamille, Echte 49, 61, 74
Ketone 18, 23, 36, 88
Kopfschmerzen 22, 88
Kräuter sammeln 36
Kräutertees 59, 105
Kreislaufstabilisierung 100
Kreislaufstörungen 100

L

Lavendel 96
Leber 51
Leberwickel 51
Leinsamen 47
Löwenzahn 49, 75, 105, 106
Lunge 36

M

Mayr, F. X. 29
Medikamente 26
Meditieren 38
Melisse 76, 96
Migräne 22

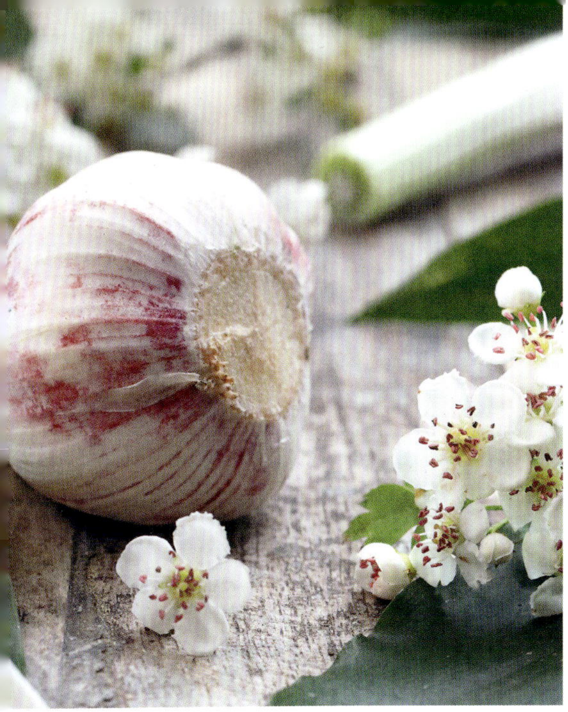

Milch-Semmel-Kur 29
Mundpflege 56
Mundwasser 57

N

Nervenberuhigung 74, 76, 99
Nieren 58

O

Ölziehen 57

P

Pflaumensaft 47
Psychosomatische Störungen 24

Q

Quellstoffe 47

R

Rahmen, äußerer 34
Rheuma 23
Ringelblume 77
Rosmarin 100
Ruhephasen 38

S

Salbei 30, 56, 57
Saponine 94
Säure-Basen-Haushalt 54
Schafgarbe 4, 38, 52, 78
Schlacken 15
Schlaf, erholsamer 97
Schlafstörungen 95
Schleimfasten 32
Schleimlöser, pflanzliche 93
Schleimstoffe 94
Schroth, Johann 30
Sekrete lösen 79, 93
Selbstreinigung 15
Serotonin 18
Spitzwegerich 79
Stress 18

T

Thymian 80, 94
Trinken 58, 111
Trockenbürsten 90, 100

U

Übergewicht 22

V

Veilchenblüten 90
Verdauungsbeschwerden 84
Verdauungssystem, Erkrankungen 23
Vogelmiere 106

W

Wegwarte 49, 88, 105
Weißdorn 100
Weltreligionen 10
Wildkräutersaft 111
Wildkräuter-Smoothies 106
Wurzel-Kaffee 105

Z

Zahnpulver 57
Zivilisationskrankheiten 15

Bildquellen

Alle Fotos stammen von Heike Schmidt-Röger, mit Ausnahme des Fotos von Anja Winkler, S. 125.

Impressum

Die in diesem Buch enthaltenen Empfehlungen und Angaben sind von der Autorin mit größter Sorgfalt zusammengestellt und geprüft worden. Eine Garantie für die Richtigkeit der Angaben kann aber nicht gegeben werden. Autorin und Verlag übernehmen keine Haftung für Schäden und Unfälle. Bitte setzen Sie bei der Anwendung der in diesem Buch enthaltenen Empfehlungen Ihr persönliches Urteilsvermögen ein.
Der Verlag Eugen Ulmer ist nicht verantwortlich für die Inhalte der im Buch genannten Websites.

Bibliografische Information der Deutschen Nationalbibliothek
Die Deutsche Nationalbibliothek verzeichnet diese Publikation in der Deutschen Nationalbibliografie; detaillierte bibliografische Daten sind im Internet über http://dnb.d-nb.de abrufbar.

Anmerkung zur Schreibweise (Gendering):
Gendergerechtigkeit und Inklusion sind bei uns gelebte Praxis – bei der Auswahl unserer Themen, bei der Recherchearbeit, in der Gestaltung. Unsere Texte meinen alle. Damit unsere Inhalte jedoch gut lesbar bleiben, verzichten wir in diesem Werk auf die jeweilige Mehrfachnennung oder Anpassung der Schreibweise bestimmter Bezeichnungen an die weibliche, männliche oder diverse Form.

FSC www.fsc.org MIX Papier | Fördert gute Waldnutzung FSC® C110508

Wollgrasweg 41, 70599 Stuttgart (Hohenheim)
E-Mail: info@ulmer.de
Internet: www.ulmer.de
Projektleitung: Antje Munk
Lektorat: Regina Franke
Herstellung: Birgit Heyny
Umschlaggestaltung: siegel | konzeption | gestaltung, Stuttgart
Satz: red.sign Stuttgart, www.redsign.de
Reproduktion: timeray, Jettingen
Druck und Bindung: Westermann Druck, Zwickau
Printed in Germany

ISBN 978-3-8186-2352-4